ボケずに大往生

和田秀樹
wada HIDEKI

リベラル社

はじめに

ボケないということ、認知症にならないということは、高齢化が進むこの社会では、最も多くの人が望むことの一つになっています。

そのため、多くの認知症予防の本や、認知症にならないというような本が出ています。

私は長年、高齢者専門の精神科医をやってきましたが、実は、認知症にならないということは無理ですし、その予防法もないということを痛感しています。

実際、昔私が勤めていた高齢者専門の総合病院では、年間100人ほどの人を亡くなってから解剖させていただいていたのですが、その解剖の結果の報告会に出て、さらに病理の先生に聞く限り、85歳を過ぎて、アルツハイマー型の脳の変性が起こっていない人はいませんでした。MRIやCTで頭の写真を見ても、年をとっても縮まない人はいません。

いっぽうで、認知症になるのを遅らせたり、なってからの進行は遅らせることはできるということも実感しています。

脳を悩ませ、頭を使い続けていれば同じくらい頭が委縮していても、認知症になるのが遅れますし、なってからも頭を使っている人のほうが進行は遅いのです。また、認知症になっても問題行動をなるべく起こさないような接し方や生き方があるというのも実感しています。なるべく楽しく暮らせばいいのです。

タイトルをみて、この話でガッカリされた方もいるかもしれませんが、ボケないのは無理でもボケを遠ざけたいとか、ボケても人にあまり迷惑をかけない、良いボケ方をしたいという人には役に立つ、正直な本だと自負しています。

そのための具体策を考えられる限りで書いてみました。

多くの人により幸せな老後を送ってもらえれば著者として幸甚この上ありません。

末筆になりますが、本書の編集の労をとってくださったリベラル社の伊藤光恵さん、安永敏史さんと河井一夫さんにはこの場を借りて深謝いたします。

2023年5月

和田秀樹

目次

はじめに　2

序章　認知症を遠ざけ、「ハッラッ脳」で愉快な人生

「ボケても、ボケなくても上機嫌で生きていく」ために……14
認知症を正しく理解する……17
認知症を遠ざける、進行を遅らせる……20

第1章　あなたは本当に認知症のことを理解しているか

「認知症になったら人生終わり」という大ウソ……24
認知症は人格が崩れるような病気ではない……24
なぜ認知症の人を都会の街では見かけないのか……28

子どもたちが「遠巻きに見ていた人」の真実…28　認知症の人でもちゃんと「労働力」を維持している…30　先人が証明「認知症でも仕事は従来通り続けられる」…32
「危ない高齢者」という偏見に惑わされてはいけないが…34
理性的判断、理性的行動をどう保つか…34　イチローさんの言葉に表れた「頭の柔らかさ」…36
認知症を増加させている「引きこもり」…39
認知症にならないための簡単メソッド…39
その「物忘れ」、認知症ではありません！…43
認知症の脳には、そもそも新しい情報が入りにくい…43　「ゆっくり進行」が特徴のアルツハイマー型認知症…45　70代の認知症、発症は50代だった!?…46
「朗化」が「老化」を遅らせる…50
愛される人の壁…50　忘れることは、それほど悲しいことですか…52
ストレスになりかねない「お仕着せの脳トレ」…55
数独、漢字ドリルの効果は疑わしい…55　脳を元気にして若返らせる「やりたいこと、好きなこと」…57

第2章 「ボケる」を遠ざけるためにできることはこんなにある

認知症は「親も心配だけど、自分も心配」な病気…60
高齢者が3人いたら1人は認知症の時代に…60
がんよりもずっと認知症患者のほうが多い…62
「脳を悩ませる」が認知症回避のキーワード…63
「楽しい勉強」で「脳を悩ませる」…65
「いまできることは続ける」が効果的なワケ…70
認知症の人の多くは、人と争わない…70
「認知症＝頭が弱い」と思い込んでいるバカがいる…72
認知症予防の決め手は「人とのコミュニケーション」…74
人と触れ合う時間が生み出す「幸せ認知症」…74
認知症の人が家に「隠れてしまう」実態…77
人と会い、話せば「脳の衰え」は遅らせられる…78
「最近の若者」との交流こそ、認知症回避のキーワード…80
「頑固オヤジ」は周りに迷惑なだけではない…80
会話を増やすだけでも認知症予防になる…84
ITに親しもう…87
未知の体験が脳を活性化させる…87
「ネットサーフィン」をルーティン化する…91

中高年期から何かを新しくはじめた人は認知症になりにくい…91　「脳トレ」よりも、もっと効果的なことがある…92

頭を使えばネットで「オモシロ情報」に出会える…96

情報の「入力と出力」で脳を活性化…96　ネットを使った新しいツールを試してみる…98

「子どもたちがゲームにハマる」には理由がある…102

ゲームをバカにしてはいけません…102　勉強を継続させる三要素…103

アイデアを生かしウォーキングで足腰を鍛えよう！…106

トライに立派な動機など必要ない…106　外に出ないと筋肉量はげっそり落ちる…108

とにかく外に出ましょう！…109

第3章　こんなに簡単！　認知症対策メソッド

ストレスは確実に認知症発症と関係がある…114

いま感じているストレスを書き出してみる…114　ストレスの「種」をはっきりさせる…116

脳の仕組みに叶っている「音読」の有効性…120
本は「声に出して読みたい」もの…120　認知症予防だけでなく、いろいろメリットがある…123
「栄光の過去」を語るのは、ほどほどでやめる…125
「昔話」「自慢話」を繰り返すようになったら要注意…125　なにごとも「ほどほど」がいちばん…128
「同じ話」に気づいたら、すぐにやめる…132
「同じ話を繰り返している」といわれたら認知症の黄信号！…132　なぜ高齢者は同じ話を何度もするのか…134
散歩をするとき写真を撮る…137
「感情の老化」をほっておくとボケやすくなる…137　日記に書き「出す」ことからはじめる…139
運動は「昔とった杵柄」がいい…142
運動習慣は早いうちにつけておく…142　「若いころのアレ」をまたやってみよう…145
エピソード記憶を書き出す…147
脳にとっていいのは、「既製品の脳トレ」ではない…147　すべての記憶は蘇らないが………149
「記銘力」の復活には受験勉強のリトライが効く…152

普通のもの忘れと認知症のもの忘れは違う …152
「記銘力」復活も昔取った杵柄で …153
「睡眠」を大切にしましょう …157
睡眠不足と認知症は切っても切れない関係 …157
よい睡眠こそ健康、長生きへの近道 …160
「脚力」は認知症発症と深い関係がある …163
若い頃から絶対にやってほしい …163
朝の散歩は楽しんで習慣にしていく …166

第4章 高齢者の健康をスポイルし、生きにくくしている世の中

「上機嫌なまま逝く」に立ちふさがる壁 …170
一汁一菜は筋肉量を落とし「寝たきり」になる！ …170
おいしい物が「上機嫌」をつくる …172
健康を求める「我慢の生活」が認知症の引き金に！ …174
食べることまで「我慢」がいまの風潮 …174
暮らしの中にこんなにたくさんある「我慢」 …176
「健康な数字」をクリアして認知症になる愚かさ …178
気分をアゲ、脳も元気にさせる「食」とは …178
「我慢」はしばしば生きる楽しみを奪う …180

ストイックよりエピキュリアン…182
高血圧の人が対面する「塩分の壁」…184
すべての弊害は「メタボ健診」から始まった…184
年々、減少している日本人の塩分摂取量…186
「意識障害」を起こす「せん妄」の実態とは？…188
寝とぼけた状態、「せん妄」とは…188
「せん妄は治る病気」を知っておこう…189
習慣的に服用している薬が「引き金」になることも…190
「せん妄」の危険性を高めている「多過ぎる薬」…192
多量の薬と一緒に暮らしている日本の高齢者…192
暴走事故の原因は薬の多用ではないのか？…194
「認知症の扉を開けてしまう」毎日の薬…196
頭がボーッとするのは「副作用です！」…196
日本の薬は信頼できるエビデンスが稀薄…198
高齢者の「できないこと」を人為的に増やした免許自主返納…200
高齢者ドライバーの事故報道は偏見と無知の産物…200
事故の検証から抜け落ちている重大な「視点」…202

理不尽な「免許返納」は高齢者の意欲をそぐ！…204
同調圧力という風潮を考えてみよう…204　老化を防ぐには「いまできることを続ける」…206

第5章　ボケても、ボケなくてもニコニコ大往生

「謙虚」「誠実」が愛されるポイント…210
「素直にお願いする」ことができますか？…210　「ボケ力」を上手に使いこなす…213
「新しいこと」を「毎日ひとつ」やる…216
「まあ、いいや」をつづけていると脳は衰える…216　「想定外」は脳活性化の栄養源…219
いつもニコニコの「幸せ認知症」もある…223
孫の顔を見ているだけで上機嫌な高齢者…223　ニコニコ暮らせる「認知症のメリット」…225
認知症を公言した蛭子能収さんのニコニコ顔…227
「ニコニコソロリ」を目指しましょう！…229
「ピンピンコロリ」に集まった批判…229　ニコニコソロリ達成まで生き抜こう！…231

たくさんの楽しい思い出と一緒に「いざサラバ」…233
「アルバムの幸せ」が人をニコニコさせる…233　積極的にニコニコづくりに挑戦しよう！…235
幸せホルモンが出やすい人になる…237
幸せホルモンが増えると前向きな気分に…237　やる気が出てくるドーパミン…239　腸内環境を整えることも悪くない…240　善玉菌優位の腸内環境にするために効果的な食事…241
サヨナラの日まで「幸感人」で生きていく…243
87歳でも、ひとりの暮らしを愉しむ…243　幸せな老後のためのヒント245

序章

認知症を遠ざけ、「ハッツラッツ脳」で愉快な人生

「ボケても、ボケなくても上機嫌で生きていく」ために

「視力が衰えちゃってね。いまじゃ老眼鏡なしじゃ新聞が読めないよ」
「そうだね。僕は筋肉がなくなったせいか、駅の階段の上り下りがきつくなって、エレベーターを頼っちゃう」

60代、70代になると、同世代の知人とこんな会話を交わす機会が多くなります。けれども、こうした表面的には嘆いているかのような会話も、この世代のいわば挨拶代わりのようなもので、深刻な響きを感じさせません。

「オレだって同じ。年なんだからしょうがないよ。ハハハ」

たいていは、こんな結論にお互いに納得してしまいます。

しかし、です。これが加齢による視力や筋肉の衰えではなく、「認知症」ということになると、ずいぶんと会話の雰囲気は変わってくるはずです。

もちろん、ふだんから固有名詞を思い出せなかったり、約束を忘れたりしたときなど、「オレも認知症かな？」などという言葉を冗談として口にすることはあ

るかもしれません。けれども、もし自分が本当に認知症と診断されたら、視力や筋肉の衰えを嘆くように、友だちや知人にあっけらかんと話すことができるでしょうか。

また、認知症発症を告白された相手も「年だから、しょうがないよ」と笑いながら受け答えをすることができるでしょうか。

おそらく、視力や筋肉の衰えについての会話のときとはまったく異なる、重い空気が漂いはじめるはずです。

これが親子間の会話であったなら、この空気はもっと重いものになるかもしれません。

記憶力の著しい低下が見られたり、不自然な言動が目立つようになったりしたため、子どもの勧めで検査をしたところ、認知症と診断されたといった場合、多くのケースでは、親はもちろんのこと、子どもも大きなショックを受けてしまうに違いありません。

認知症は、かつて「痴呆症《ちほう》」と呼ばれていました。

その言葉と字面《じづら》が侮蔑的で、誤った認識を招きかねないという理由から認知症と呼ぶようになったわけです。「ボケる」という言葉もありますが、こちらは侮蔑的なニュアンスではなく、「ぼやける」「あいまいになる」といった意味といっていいかもしれません。また認知症の方々に対する偏見ではなく、寛容なスタンスも感じさせる言葉かもしれません。

「おじいちゃん、ちょっとボケちゃったけど、ニコニコしていて幸せそうだね。長生きしてほしいな」といった感じでしょうか。

しかし、認知症に対して多くの人が正しく理解しているかといえば、答えは「NO」です。

30年以上、老年精神医学の臨床現場で3000人以上の認知症の方々に接してきた私としては、極めて残念というほかありません。

●正常なコミュニケーションができなくなる
●コミュニケーション以外にも、いろいろなことができなくなる
●問題行動が頻繁になる
●まわりの家族が犠牲になる

認知症を正しく理解する

こうした認知症に対する認識は明らかな誤りであり、そうした認識をできるだけ多くの人に改めてもらいたいと、私は強く願いつづけてきましたし、認知症に対する正しい理解を社会に浸透させるために、執筆活動、講演、あるいはＳＮＳでの発信などで活動してきました。

認知症について、私はこう考えていただきたいのです。

認知症は初期のうちは、若いころに比べて、脳の働きがほんの少しだけ不自由になるだけ、だと。

認知症は脳の萎縮が原因と考えられていますが、実際のところ、この脳の萎縮は30代～40代ではじまっています。

認知症の主な症状は以下のようなものです。

意欲低下（実は、記憶障害以前から始まる認知症の最初期症状です）

・あまり外に出かけようとしなくなる
・趣味を面倒くさがる
・おしゃれに気を遣わなくなる

記憶障害

・同じことを何度も話す、同じことを何度も聞く
・物を置いたり、しまったりした場所を忘れる
・約束、施錠、食事の内容、薬の服用などを忘れる

注意障害

・集中力、注意力の低下
・複雑な行為ができなくなる
・気が散りやすい

見当識障害

・いまの時間、いまいる場所がわからなくなる
・家族や友人のことがわからなくなる

実行機能障害

・いままでできていた家事、仕事の順番、段取りができなくなる
・外出、買い物がスムーズにできなくなる
・電化製品、自動販売機、スマホ、カードなどの使い方がわからなくなる

こうした症状が顕在化して、これまでスムーズだった行為に支障をきたしたり、問題行動を生じたりした場合、認知症発症とされるわけですが、こうした症状はある日突然生じるわけではありません。

2025年、ほとんどすべての人が、30代~40代でこうした症状への道を歩みはじめているといっても過言ではありません。

実際のところ、ある調査によれば、日本の65歳以上の人の20・6%が認知症に

なり、この割合は年々上昇し、2050年には27・8%、2060年にはじつに34・3%になると推計されています。もちろん、この割合は65歳以上の高齢者の平均値であり、年齢が高くなればその割合が上昇します。85歳以上では半分以上が認知症になると推計されます。

また、この数字には軽度認知障害(MCI)の人の数は入っていません。

軽度認知障害とは、日常生活に関して目立った支障はきたさないものの、物忘れなどの認知症とは診断されないものの、正常と認知症の中間とされるものです。この軽度認知障害は対策を講じなければ、加齢とともにかなりの確率で認知症に至るものです。

長生きをすればするほど、認知症発症のリスクが高まるということは忘れてはなりません。

認知症を遠ざける、進行を遅らせる

人生100年時代と呼ばれる現在、「健康寿命」の重要性が叫ばれていますが、私は同時に「健康脳寿命」もまた重要だと考えています。

私は折あるごとに、いくつになっても健康である「ハツラツ脳」こそが、豊かで愉快な人生には欠かせないと述べてきました。いかに長寿であっても、ただ死んでいないだけの「ヨボヨボ脳」では、豊かな人生とはいえません。

残念なことに、現在の医学は認知症を完治させることはできません。

しかし、認知症の発症を遅らせたり、発症しても進行を遅らせたりすることは可能です。また、仮に発症したとしても、悲惨な日々が待っているわけではありません。「サヨナラの日」まで、ニコニコと上機嫌な日々を送りつづけることができるのです。

第1章

あなたは本当に認知症のことを理解しているか

「認知症になったら人生終わり」という大ウソ

認知症は人格が崩れるような病気ではない

親が認知症になったとき、子どもが愕然たる思いを持つようになる原因に認知症特有の性質があります。その代表は「認知症は人格を崩壊させ、徘徊《はいかい》など周囲に迷惑を及ぼす」というイメージではないでしょうか。中には認知症になると、急に言動が粗暴になり、「患者が暴れだす病気」と思い込んでいる人もいます。「認知症になったら人間として終わり」と信じて疑わない人もいますが、もちろん、これは認知症に対する正しい理解とはいえません。

では、なぜ認知症に対してこのような認識を持つ人が増えたのか――。敢えて申し上げると、認知症を誤解しかねないイメージを広めた一因に作家・有吉佐和子の代表作『恍惚の人』の存在があるような気がします。

この小説が発表されたのは１９７２年。すでに半世紀以上が経過しています。恍惚《こうこつ》を辞書で調べると「物事に心を奪われてうっとりするさま」「意識がはっきりしない様子」とあり、現在、認知症の患者さんを「恍惚の人」と表現することに対しては、賛否があると思いますが、いずれにしてもこの作品は１９０万部を超える大ベストセラーになりました。

翌年には同名で映画化され、認知症を患った主人公を森繁久弥が演じました。家族を含めた周囲が困惑するような言動がしだいにエスカレートする一方で、じっと遠くを見つめる老父の哀愁に満ちた姿を森繁さんが熱演したのですが、ちなみに84歳の主人公を見事に演じきったときの年齢は60歳でした。

その後も『恍惚の人』は舞台やテレビドラマで演じられることが多く、テレビでは大滝秀治、三國連太郎という名優たちが主人公を演じています。それだけ『恍惚の人』のストーリーが多くの人にとって身につまされるものであり、加齢によって認知症になってしまうことへの戸惑いや恐怖心が浸透したのだと思われます。

『恍惚の人』の発表時には「認知症」という言葉もなかったために、主人公の症状は「痴呆」や「ボケ」という表現が用いられていました。「ボケたくない」「ボケるなら死んだほうがまし」と思う人が多くなり、言葉のインパクトの強さも相まって、ますます痴呆、認知症への誤った認識が広まったのだと思います。

改めて申し上げておきますが、認知症を発症させて「痴呆になったり」「ボケたり」しても、本人はもちろん、家族や周囲もさほど悲観する必要はありません。認知症と冷静に向き合えば、この病気の真の姿が見えてきて、人の経験や英知によってこの病気と正しく対峙できることがわかるはずです。

認知症に対するもっとも大きな誤解は、「認知症になると人格が崩壊し、急に暴れだしたり、大声をだしたりする」という見方です。たしかに、認知症の患者さんの中にはこのような行動をする人もいますが、それは認知症によって生ずることではなく、その多くは他の精神疾患によるものです。

代表的な症例が「せん妄」で、わかりやすい例では意味不明のことを大声で語りだしたりします。まるで、何かに取りつかれたような表情で話すために、周囲の人間は身の危険を感じるような恐怖心を持つことがあります。

これは、明らかに認知症とは別の精神障害なのですが、多くの人は認知症によって、このような「普通ではない人」「不安を与える人」に急激に変わってしまうと思ってしまうのです。

認知症の患者さんと接した経験のある人なら理解していることですが、認知症を発症すると多くの人は「おとなしく」なります。周囲が「年をとったな」と思っている間に認知症が静かに進行しているケースも少なくありません。いわば認知症は「静かな病気」であって、急に暴れ出したり、大声を出したりするのが認知症だと思うのは、大きな間違いなのです。

なぜ認知症の人を都会の街では見かけないのか

子どもたちが「遠巻きに見ていた人」の真実

前で述べましたが、2020年の時点で65歳以上の認知症の患者数は約630万人、高齢者人口の約17・5％に達しています。ややオーバーに表現すれば「認知症の人だらけ」という状態なのですが、では、みなさんは実際に認知症の患者さんをどれくらい目にしているでしょうか？

身内のおじいちゃん、おばあちゃんが認知症の場合は当然、日常的に触れ合う時間も多くなるはずですが、それ以外は職業的に高齢者と会う機会でもなければ、明らかに認知症とわかる人と出会うことは非常に少ないはずです。

話が少しはずれますが、私たちの年代が子どものころ、町では年中ぶつぶついいながらウロウロしているおじさんやおばさんをよく見かけました。子どもに直接、危害を与えることはめったにないのですが、少々、異様な雰囲気もあり子どもたちは遠巻きに見ていた記憶があります。

これらの人たちのほとんどは「統合失調症」と考えられます。

統合失調症は幻覚や妄想などを起こす精神疾患で、感情が出にくくなるといった症状も起こります。有病率はおよそ1％弱ですから、100人に約1人という計算になります。詳しいデータはないのですが、いまもその時代も、その割合はそれほど大きく変わっていないと考えられます。

子どものころに、そういう人たちを見たという話をすると、同年代のほとんどの人たちは同じような体験をしたといいます。

「いたよね、着物にズボンみたいな格好なので太子（聖徳太子）と呼んでた」などという話で盛り上がったりします。

しかし、改めて考えてみると、統合失調症の人はおよそ100人に1人ですから、その割合は非常に低いのです。それにもかかわらず、多くの人たちがその姿を記憶にとどめている理由は、一見「ヘンなおじさんやおばさん」がよく出歩いていたからに他なりません。年中、町をウロウロしていたために見た回数が多く、それが記憶として残っているのです。

認知症の人でもちゃんと「労働力」を維持している

一方で、患者さんの割合がより高い認知症の人を「見かけた」という人は少ないのですが、その理由は、主に2つに分かれます。

第一は患者さんサイドの理由であって、認知症は基本的に「大人しくなる病気」ですから、患者さんは街中で目立つような行動はしません。したがって、たとえ認知症の患者さんが散歩をしていても「見かけた」という記憶にはならないのです。駅の改札口やコンビニなどで、自己を見失い大声を出して騒いでいるのは、「せん妄」の患者さんだと考えられます。

もう一つ、認知症の方が目立たないのは、それだけ患者さんが「引きこもっている」からです。これも昔話になってしまいますが、私たち世代が子どものころはお年寄りがよく店番をしていました。タバコ屋、駄菓子屋などで若い人が店番をしていたら「エッ?」と思ったほど、お店の顔はお年寄りだったのです。

その多くは、いつもニコニコしていたような記憶があるのですが、誤解をおそれずにいえば、少なからずお年寄りは認知症であったような気がします。少なくとも、現在の認知症検査を受けたら、そう判定されるはずです。

認知症になると、記憶力は低下します。タバコ屋のおばあちゃんも、もしかしたら常連のお客さんの名前は思い出せなかったかもしれません。しかし、顔は覚えているし、つり銭は間違えないのですから、それで十分だったのです。

農業従事者でいえば、たとえ認知症になったとしても、最先端の田植え機の操作こそ無理だとしても、若いころに身につけた苗代づくりは十分にできます。

漁業従事者も同じこと。最新の魚群探知機の操作はできなくても、体力さえ維持できていれば船上で魚を生き上げたり、漁網の修理をしたりすることになんの支障もないはずです。認知症でも、立派な労働力を維持できるのです。

先人が証明「認知症でも仕事は従来通り続けられる」

一方の「手続き記憶」の機能低下は、暮らしの中でしだいに暗い影を落としていきます。高齢になると、用事を思いついて移動した隣の部屋で、何をしにきたのか、何を探しにきたのか呆然としてしまう、といったケースが出てきますが、この状態が悪化すると電気やガス機器の安全な使用などが難しくなり、一人で生活することが困難になってきます。

しかし、逆にいえば生活上の「手続き記憶」に大きな支障がなければ、仕事も十分にできることになります。事実、一人暮らしで炊事や洗濯などをこなした上で、仕事を続けている高齢者はたくさんいます。認知症になったからといって仕事を諦《あきら》めることはありません。「いままでどおりの生活」をすればいいのです。

ちなみに、認知症になった有名な指導者がアメリカのレーガン元大統領です。認知症を公表した当時、話が通じなかったことを考えると在任中にすでに記憶障害と認知症の症状が出ていたと推測されますが、公務に決定的な影響はなかったことがわかっています。

「危ない高齢者」という偏見に惑わされてはいけないが

理性的判断、理性的行動をどう保つか

プロ野球ファンにとって悲しいニュースが２０２２年の初秋に届きました。「マサカリ投法」の異名を持ち、剛速球で２００勝以上を達成した村田兆治さんの急死です。

亡くなる少し前、村田さんが羽田空港の保安検査場で女性の検査員に対して暴行を働いたとされ、その結果逮捕されるというショッキングなニュースも伝わっていました。

二つの事件とも詳細は明らかになっていませんが、村田さんが70歳を超えてい

たこともあって、高齢者の「暴行」としてクローズアップされた面があったようです。

実際のところ、私は怒りを禁じえないのですが、高齢者の交通事故、暴力を働いたりする問題行動を、メディアは「高齢者は危ない」というストーリーで頻繁に取り上げます。

こうした風潮は、十把ひとからげのステレオタイプ（固定観念、先入観）を植え付ける結果を招いています。

こうした問題行動はなにも高齢者だけに多く見られることではありませんが、60代、70代の理性的判断を欠いた行動はどうして生じるのでしょうか。

大人しく見える人が「瞬間湯沸かし器」的に激高してしまうのは、脳の前頭葉が深く関わっています。加齢とともに脳は細胞数が減少するなど「老化」が進むのですが、前頭葉も組織の萎縮が避けられません。

そうすると、理性的判断、理性的行動の能力が低下することは否定できません。「こうあるべきだ」という基準に反する事態に対して、理性的な検証ができないまま、感情を爆発させてしまうのです。

「自分の思っていることは正しい」「自分が信じているのはこの道しかない」という思い込みは、年齢に比例してますます強くなります。

こうした傾向がさらに進むと、新しい価値観を理解しようとするための意欲が低下するという弊害も起こります。

イチローさんの言葉に表れた「頭の柔らかさ」

頑迷さから抜け出せない状態を精神心理学では「保続《ほぞく》」といいます。

たとえば、認知症の検査の際に「今日は何年の何月何日ですか」という質問をします。正しい日付を答えられても、次に自分の誕生日を質問されると、またその日の日付を答えてしまうケースがあります。

これが「保続」であり、頭のなかのスイッチが切り替えられない状態を指します。

自分のルールや考え方に強いこだわりを持つ人は、この「保続」が軽い状態で起こっているとも考えられます。

もちろん、この強いこだわりがプラスに働く場合もあります。

たとえば、スポーツ選手は頑固なほどに自分の決めたルールを貫き通すことで、スキルアップを実現する面があると思います。こうした例は、頑迷というよりは、継続力の成果というべきでしょう。

そこで思い浮かぶのが元メジャーリーガーのイチローさんです。

イチローさんには自分なりのルーティンを頑なまでに守るというイメージがありました。バッターボックスで投手と向かい合うとき、必ずバットを剣のように前に向けるポーズはずっと変わることがありませんでした。試合前の朝食に必ずカレーを食べるというエピソードも、そんなイチロー選手のイメージを強固にしたと思います（後に、カレー食の習慣は止めたと述べていますが）。

そんなイチローさんのあるエピソードがマスコミに取り上げられていました。

イチローさんは引退後、リクエストに応えて高校生の野球指導をしていたのですが、ある高校生からこんな質問を受けました。

「インタビューでイチローさんはお腹が出ている選手は野球選手じゃない、と言ってましたが」

これに対してイチローさんはこう答えました。

「いやいや、僕は腹が出たら引退するって言ってたの」

質問者は思わず笑顔になったのですが、イチローさんはさらにこう続けました。

「いやいや、良いんだよ。(体型は)特徴なんだから、それぞれの特徴をいかして」

この見事な受け答えには、頑迷さは微塵も伺えません。それどころか、フレキシブルな思考や他人に対する敬意、謙虚さも伝わってきます。

60代、70代のいい生きかたのヒントをこのエピソードが伝えています。

認知症を増加させている「引きこもり」

認知症にならないための簡単メソッド

認知症であるにもかかわらず、タバコ屋のおばあちゃんが仕事を続けられたことは、たとえ認知症になっても簡単な作業や仕事ならば続けられる事実を示しています。簡単どころか、前で触れたようにアメリカのレーガン元大統領のように、現職中、軽度の認知症であったにもかかわらず、その任務を全うしたケースも明らかになっています。

では、なぜタバコ屋のおばあちゃんのような人が町から姿を消したのでしょうか？　もちろん、一つには経済のシステムの変化が考えられます。タバコ屋などの小売業の業態がスーパーマーケットやコンビニに変わることで雇用の中心は若い人にシフトされ、高齢者は「働く場所」から追いやられました。

しかし、それ以上に大きな原因となったのは高齢者の意欲の喪失です。「外に出よう」「人と会おう」といった意欲が減退したせいで、高齢者になると家に引きこもりがちになり、その結果として認知症になっていくのです。

アルツハイマー型の認知症を予防するには、まず生きる意欲を失わないこと、具体的には、できるだけ家に閉じこもらず、外出することが大切になってきます。

また、基本的なこととして以下の5つの要素も重要なポイントです。

①生活習慣病の予防・治療

認知症になりやすい原因として過度の肥満、高血圧、高コレステロール、糖尿病といった生活習慣病が大きなリスクファクターとされています。ただし、多くの医者が当然のように主張している説には多くの問題点があります。とはいえ、適切な予防と治療が認知症発症を防ぐことを意識することが大切です。

②運動

運動は前頭前野をはじめとする脳の組織を刺激することが明らかになっています。ウォーキングなどの軽度の運動を習慣化している人は、していない人と比べてアルツハイマー型認知症のリスクが3分の1になるという研究結果も出ています。また膝、腰などの不調によって外出頻度が低下し、それが認知症につながるケースも多いのですが、運動は膝、腰などのメンテナンスにも欠かせません。

③食事

日本の高齢者の「タンパク質不足」がしばしば指摘されていますが、最近のデータでは70歳以上の高齢者の5人に1人はタンパク質が足りていないというものもあり、肉類、魚類の日々の摂取が重要です。また、認知症予防には脳内の神経伝達物質の「セロトニン」を増やすことが重要なのですが、セロトニンの前駆体となる物質は腸で作られます。したがって腸内バランスの維持に不可欠な野菜類、海藻類、発酵食品などの食品摂取も重要になってきます。

④好きなこと、趣味を続ける

脳を元気にさせ認知症を予防するには、脳が喜ぶことを継続することが必要です。それには「好きなこと、やりたいこと」を趣味にするのが最も効果がありま す。「他人より上手くなろう」「いい点数を出そう」といった競争心を持たず、楽しさに徹することが重要です。

⑤人とのコミュニケーション

高齢者が家に閉じこもってしまうことで起こる最大の弊害は、他人と接しないことに尽きます。他人との接触が少なくなると、脳は刺激を受けることがなくなり、まるで休眠状態のようになってしまいます。起きていても脳は半ば眠っているような状態ですから、機能はどんどん低下してきます。

前出のタバコ屋のおばあちゃんのように、毎日、挨拶をしたり、天気の話をしたりするだけで、脳は活性化します。認知症の（と思われる）高齢者が認知症に見えないとしたら、それはその人がよく人と話しているからに他なりません。

その「物忘れ」、認知症ではありません！

認知症の脳には、そもそも新しい情報が入りにくい

年齢を重ねれば必ず体に変化がもたらされます。白髪が増え、シワも目立ってきます。個人差はありますが、60代前半くらいまでは、アップダウンのきついゴルフ場をラウンドすることも平気だったはずです。ところが70歳の声が近づくにつれて歩くスピードは遅くなり、疲れもたまるようになります。

加齢の影響は体のすべてに影響を及ぼすのですから、脳もまた例外ではありません。その中で最も際立った老化現象が「物忘れ」です。

往年の有名スポーツ選手の名前や行きつけだった店の名前が思い出せないこと

がよくあります。多くの場合は「名前が出てこないのはよくあること」で済まされるのですが、それでも度を越して忘れてしまうと不安になってきます。「もしや、認知症の始まりではないか」と。しかし、この「物忘れ」は脳の老化現象であって認知症の始まりではほぼ関係がありません。

人の名前が出てこないタイプの「物忘れ」は脳から情報を取り出す際に起こる「出力障害」で、本来は記憶されている情報が埋もれて出てこない状態を指します。記憶は脳の中の側頭葉という部分に蓄積されていますが、そこに上書きが多くなってくると記憶されていた名称が出力されない状態になっているのです。

ただし、情報は入力されているのですから何かのきっかけやヒントがあれば思い出すことがあります。だいたい80歳くらいまでの物忘れは脳の前頭葉の老化や男性ホルモンの不足が原因であり、認知症とは無関係のことが多いのです。

一方の認知症は脳への「入力障害」といえます。書物を読んだり、人に教えられたりした情報が脳にきちんと入力されないために起こります。情報が脳に入らず、定着もしていないのですから、名前を思い出さないというよりも名前に「覚えがない」状態といえます。

したがって、認知症に最も多いアルツハイマー型認知症では、初期ほどの「同じ話や質問を繰り返す」という症状が出てきます。したがって、友人たちとの会話の中では、「固有名詞が思い出せない」ことよりも、相手から、「さっきも同じ質問をしてたぞ」と指摘されるほうが、認知症の疑いが濃くなるといえます。

さらに、認知症が中期の段階になると「食事のメニューではなく、食べたこと自体忘れる」という現象も起きやすくなります。「昨日の夜、何を食べたか思い出さない」のは認知症の初期症状の可能性がありますが、食べたこと自体を思い出さないのは認知症の可能性がかなり高い、と自覚すべきです。

「ゆっくり進行」が特徴のアルツハイマー型認知症

アルツハイマー型認知症では、このような記憶障害から始まって、通常は徐々に症状が進行してきます。症状が現れて4、5年以上経過した中期では以下のような症状が出てきます。

・日時の感覚が曖昧になり、現在と過去の区別がつきにくくなる。

・服装がルーズになり同じ服を着たり、季節に合った服が選べなくなったりする。
・同じ商品を大量に買ったり、家にあるものを重複して買ったりする。

これらの症状が出る前に、当然、医師の診察を受けるべきですが、末期になるとさらに症状は以下のように深刻化してきます。

・一人で着替えができなくなる。
・言葉の意味が失われ、会話が成り立たなくなる。
・着替えや入浴を億劫《おっくう》がり、勧めると怒り出す。
・家族の名前や顔が区別できなくなる。
・食事の介助が必要になり、歩行が覚束なくなる
・これまでと別人のような性格になる

70代の認知症、発症は50代だった!?

認知症の症状は個人差が大きく、末期といっても発症から4、5年のスピードで達する人がいる一方、末期の症状を迎えないまま息を引き取るケースもあります。平均では10年くらいの年月をかけて症状が進むと考えられます。

では、いつぐらいから脳の機能が低下するかというと、そもそも人間の脳は30代から萎縮が進むことがわかっています。40代になると認知機能の低下が明らかになっています。

アルツハイマー型認知症の最大の原因は、脳にアミロイドβという異常なタンパク質がたまることとされていますが、それは発症する20年くらい前から蓄積が始まっていることが明らかになっています。

したがって70歳でアルツハイマー型の診断が下されたとしても、病理学的な発症は50代というケースが少なくありません。

つまり、認知症は長い時間をかけて、ゆっくり、ゆったりと進む病気なのです。初期であれば記憶の入力が阻害されるために、記憶力の低下が見られますが、それも日常生活に支障をきたすことはめったにありません。

実際、初期の認知症であれば普通の暮らしを続けることは十分に可能で、ヘルパーさんの手助けを借りながら一人暮らしをしている人もたくさんいます。

お嫁さんと同居の場合では、舅や姑が認知症になったせいで家庭円満になったという例もあります。特に現役時代に社会的地位が高かった舅は、リタイヤ後も居丈高で周囲との関係がぎくしゃくすることが多いのですが、認知症のせいで性格が丸くなり人間関係が好転するケースもあるのです。

仕事面でも認知症になることはマイナスばかりではありません。

記憶には「意味記憶」と「手続き記憶」の2種類があります。「意味記憶」とは言葉や名前などの主に「名詞」が思い出せないことをいいます。一方の「手続き記憶」は日常生活における習慣的な行動や仕事の手順などをさします。

通常、「意味記憶」の機能が低下しても、日常生活や簡単な作業をするうえで大きな障害にはなりません。スポーツ選手やタレントの名前が出てこなくても、まったく生活に支障をきたさないのですから、逆の見方をすれば人や店の名前などの記憶がなくても生きていくうえでは何の問題もないことになります。

「えーっと、あの女優の名前が思い出せない。ボケてきたのか……」

高齢者ならば誰もが経験することですが、女優の名前が出てこないくらいで不安になることはありません。それらの名前は所詮「覚えてなくてもいいこと」くらいの情報なのですから、「忘れていてよかった。これで新しい情報をインプットできる容量が増えた」と思えればいいのです。

「朗化」が「老化」を遅らせる

愛される人の壁

幸せそうに暮らしているお年寄りは、みな周囲の人から好かれています。ちょっとボケたりしていて、でもいつもニコニコしている。だから、みんなから「かわいいおじいちゃん」「かわいいおばあちゃん」と親しまれています。「ボケても愛される人」です。

一方で、なにかといえば怒ったように文句を言ったり、横柄な態度で説教をしたりするお年寄りもいます。そういう人はだいたい「年寄り扱いするな」と周囲を突き放しながら、かまってもらえないと「最近の若い者は……」と不満を漏らしたりするので、やがて家族や知人に愛想を尽かされることになります。これは「ボケて疎んじられる人」です。

「ボケても愛される人」と「ボケて疎んじられる人」、その違いはどこから生まれるのでしょうか。

私は長年、高齢者医療に携わってきて、多くのお年寄りを観察してきました。その経験から言えるのは、若い頃からガマンを重ねてきた人のほうが、高齢者になったとき、人へのあたりが厳しくなる傾向があるようだということです。

老人ホーム、デイサービス施設などで、スタッフに当たり散らしている人はよくいますが、その人たちがみんな若い頃から人に冷たくして嫌われるタイプだったわけではないようです。

もともと真面目な人、きちんとしている人は、ルールは守るべきものだと考えていて、いつも自分を厳しく戒めています。そのなかには、自分と同じようにルールを厳格に守ることを、他人に求める人もいます。

彼らは「こうあるべし」という考え方に陥りがちです。「こうあるべし」は変わらず固定したまま、老いて、感情だけがコントロールできなくなっていく。結果的に、頑なで嫌われるような言動が多くなってしまうのでしょう。何度も述べていますが、感情のコントロールができなくなるは認知症の症状のひとつなのです。

逆に、若い頃は浮気ばかりして子どもからも嫌われていたお父さんが、認知症が進んで、いまはいつもニコニコした愛される年寄りになっている、という話も聞きます。「こうあるべし」を気にしないで生きてきた人は、ボケてもノビノビしているということなのかもしれません。

忘れることは、それほど悲しいことですか

30年ほど前になりますが、作家の赤瀬川原平さんの著書『老人力』が話題になりました。そのなかで赤瀬川さんは、高齢者が「物忘れ」が増えるのは、「忘れる」ことができる力がついてくるということだと語っていました。

嫌なことを忘れることができる、嫌なことをそうとは認識しなくなる、こうしたことは、生きやすさを求める生物的な適応現象なのだと捉えることもできるで

しょう。

嫌なことを忘れて生きる――。それがボケるということ。

人は長生きしたらやがてボケていきます。年をとって「ボケても愛される人」と「ボケて疎んじられる人」のどちらかになっていくのなら、私は「ボケても愛される人」を目指したいと思います。

まわりから愛されるお年寄りになれば、きっと毎日を朗らかに生きられるはずです。

私はそれをほかの著書で「老化」ならぬ「朗化」と名づけました。この「朗化」の効果は多岐にわたります。ボケを遅らせる効果、不安を減らす効果、感情を安定させる効果、人間関係を円満にする効果など、いいこと尽くしなのです。

いつも朗らかにニコニコしている人のまわりは、自然と人が寄ってきます。笑顔の人と一緒にいると、その人につられて笑顔になります。年齢は関係ありません。

実は、朗らかで明るい笑顔の人が周囲の人も明るくするというのは、その人が持っている雰囲気やキャラクターなどだけが理由ではありません。科学的にもしっかり証明されていて、「エンドルフィン」の働きによるものだと考えられています。

エンドルフィンとは脳内で機能する神経伝達物質のひとつです。「気分が高揚」したり「幸福感」が得られたりするという作用を持っています。


だから、「ボケても愛される人」がいつも朗らかにニコニコしていると、その笑顔につられて一緒になってまわりの人も笑顔になる。そのとき、まわりの人の脳内でもエンドルフィンが放出され安心感が生まれています。

その人の笑顔がまわりの人を笑顔にし、まわりに花ひらいた笑顔を見て、ますます本人の気分が明るくなる。そこに笑顔の好循環が生まれます。「ボケても愛される人」が幸せオーラに包まれるのは、科学的にも証明されているのです。

ストレスになりかねない「お仕着せの脳トレ」

数独、漢字ドリルの効果は疑わしい

アンチエイジングは、いまや日本人の大きな興味の的となっています。男女を問わず、健康・美容への関心は高まっており、男性の高齢者でも「美肌」のために、高価な洗顔石鹸や美容液などを購入するケースが増えているようです。

しかし、高齢者にとって最も気になるのは身体の老化予防です。できれば「ポックリ亡くなる」まで健康寿命を全うしたいと願い、認知症の進行を遅らせるために脳の「老化スピード」を遅くしたいと考える高齢者は多くなっています。

脳の老化を防ぐために注目されているのが「脳トレ」です。「数独」という数字のパズルや漢字のパズルゲームが人気で、新聞の日曜版などには高齢者用（と思しき）パズルの問題がよく掲載されています。

私自身、高齢者との問診のときに「脳トレは効果がありますか？」という質問を受けたりしますが、その効果は限定的で積極的に勧めていません。

書店には「○○教授推薦！」の脳トレ本が数多く並んでいますが、「脳を若返らせる」を目標にして、まるでノルマをこなすように脳トレ本に取り組んでも、効果どころか逆にストレスになりかねません。

かつてアメリカのアラバマ大学で約３０００人の高齢者を対象に言語の記憶力などをアップさせる脳のトレーニングを実施したことがあるのですが、認知機能全般に関して効果は得られなかったという結果が出ています。私も脳トレを実践している何人もの高齢者と出会ってきましたが、顕著な効果は見られなかった印象を強く持っています。

たしかに、数独や漢字ドリルをすることでテストの点数は上がります。これは受験勉強と同じことで、同じような課題を解いていけば脳はその解答法を学んでいくのですから、当然の結果なのです。しかし、トレーニングを続けることが、「脳にいいか」というと大いに疑問が残ります。むしろ、「脳トレに励んでいるから自分は大丈夫、認知症のリスクは低い」と思うほうが危険かもしれません。

脳を元気にして若返らせる「やりたいこと、好きなこと」

認知症予防のために「頭を使いたい」というのであれば、「やりたいこと、好きなことを優先する」ことが極意だと断言できます。

脳の中で精神的な活動を司る働きをしているのが前頭連合野という組織で、海馬は短期の記憶を一時的に貯蔵する働きを担っています。音楽や絵画などアート的な情報を統合する領域にあるのが側頭葉で、これらの組織は認知症と深く関わっていることがわかっています。

つまり、前頭連合野、海馬、側頭葉といった脳内の組織を適度に刺激することが認知症予防に欠かせないのですが、これらの組織は「やりたいこと、好きなこと」をすることによっていい刺激を受けるのです。

子どもは「やりたいこと、好きなこと」に対して夢中で取り組みます。そのときの目の輝きは、大人からすると眩しいほどです。

あの子どものときの無垢な楽しみ方を、高齢になっても実践すればいいのです。向上心とか義務感などは放っておいて、自分が時間も忘れるほど取り組めることを見つけ、それを実践・継続すれば最高の「脳トレ」になります。

仕事をしているので好きなことに時間を割けないという人は、仕事が「脳トレ」になることを改めて認識しておきましょう。ただ時間を浪費する労働ではなく、仕事の中に自分らしさや社会への貢献を考えた仕事の仕方を実践すれば、それは効果的な脳トレになります。家事でも同じことで、料理や洗濯、掃除といったルーティーンワークの中で、快適な生活空間を実現するための創造的な家事は、脳トレにうってつけです。効率性の中に楽しさや面白さを発見できれば、最高の脳トレになるはずです。

第2章

「ボケる」を遠ざけるために
できることはこんなにある

認知症は「親も心配だけど、自分も心配」な病気

高齢者が3人いたら1人は認知症の時代に

50代、60代の人にとって認知症が切実な問題となって現れるのは親の認知症だと考えられます。代表的な状況としては「会話がかみあわない」「物忘れがひどくなった」といった例があげられます。

「明日の病院は、お父さんも一緒に行くかしら」

真顔で話す母親に「やーねー、お母さん。お父さんはもういないでしょ」と話さざるを得ない子どもは、親の認知症という現実に否が応でも直面します。同じように「靴下がない」と懸命に本棚を探す親の姿に認知症の現実に直面しな

ければならないケースもあります。

「あーあ、遂にうちの親も認知症になったのか……」

親の介護に思いをめぐらし、少しばかり憂鬱になりがちですが、もちろん認知症は親の問題だけではありません。

「人間社会には認知症の人と、やがて認知症になる人の２種類しかない」

そう表現させるように、認知症は切実な自分自身の問題として捉えていく必要があります。

自分が「いつかなるかもしれない病気」ではなく、「必ずなる病気」と覚悟しておくことが重要なのです。

内閣府の推計によると、２０２０年の65歳以上の認知症の患者数は約６３０万人で高齢者人口の約17・５％に達しています。これが２０２５年、わずか２年後には約７３０万人（約20・０％）に増加します。つまり５人に１人は認知症になる計算です。

さらに２０５０年には約１０１６万と大台の１０００万人を超え、４人に１人以上（約27・0％）もの人が認知症を発症すると見られています。気がつけば、3人に1人くらいの割合で認知症になるのですから、改めて身につまされる人が多いのではないでしょうか。

認知症の原因は主に加齢による脳の変性であり、長寿社会の〝宿命〟ともいえます。年齢を重ねれば認知症のリスクは否が応でも高まるのです。事実、75歳以上になると10％強、85歳以上では40％くらいの人が認知症の診断基準に達すると見られています。さらに健常者と認知症患者の中間に位置する軽度認知症障害を持つ人も高齢者の約13％、400万人に達するという推計もあります。

がんよりもずっと認知症患者のほうが多い

「日本人と病気」を考えるとき、まっさきに思い浮かぶのはがんであり、たしかに日本人の死因のトップは、ここ数十年ずっとがんが占めています。しかし、認知症の発症率ががんを大きく上回っていることに目を向ける必要があります。

何よりも認知症は、がんとは異なり、自分自身で対策を講じておけば、発症を遅らせ、もし発症してもその症状をしばらく軽微にとどまらせることができます。ただ、心配になったり不安になったりせず、「いつかは自分にも起こり得る病」であることを自覚しておくことが求められるのです。

ひと口に認知症といいますが、そのうちで多いものは、次の3つになります。

①アルツハイマー型認知症
②レビー小体型認知症
③血管性認知症

このうち①が約70％を占め、一般的に認知症のほとんどはアルツハイマー型を指します。

「脳を悩ませる」が認知症回避のキーワード

年をとったら「脳」の扱い方をシフトチェンジ

「認知症にはなりたくない」と思っている人は多いでしょう。

「認知症になって家族に迷惑をかけたくない」

「自分ひとりで何もできなくなるのはいやだ」

こうした不安には、「認知症になること」と「年をとること」、両方に対するぼんやりとした不安がないまぜになっているケースが少なくありません。

「年をとること」に対する不安は誰しもが抱いているでしょう。しかし、これはもうどうしようもありません。だから、「認知症になること」を「年をとること」から切り離して考えましょう。

誰しも「年をとること」は避けられません。

けれども、認知症に関しては、できることがあります。大切なのは、「認知症になること」への不安を軽くするために、何ができるのか、どんな姿勢で向き合うべきなのかをしっかり理解することです。

とりわけ、ぼんやりとした不安に振り回されることは、大きな精神的ストレスを生み出しますし、脳自体にとってもマイナスにしかなりません。

では、「認知症になりたくない」と思ったら、何をすればいいのでしょうか。

まずは、「脳」についての考え方を変えましょう。

30代、40代なら「体も脳も使いつづけること」が大切です。ただ、60代以降の人は、自覚的に「脳を悩ませる」ことを意識する必要が出てきます。

多くの人にいえることですが、70歳をすぎると、「頭を使わないといけない」と思っていても、前頭葉が萎縮して、やる気が出なくなります。人に会う気力もなくなって出不精になります。新たなことに挑戦する意欲も機会もなくなっていくのです。

そこで、考え方を変えるのです。楽しみながら「脳を悩ませる」方へ考え方をシフトチェンジしてみてください。

脳を徹底的に悩ませて、思いっきり困らせていきましょう。こう心がけることが認知症を予防する第一歩になります。

「楽しい勉強」で「脳を悩ませる」

では、具体的に何をすれば「脳を悩ませる」ことができるのでしょうか。

コロナ禍で外出の自粛を求められたとき、日頃から散歩などの習慣を持っていた人たちが急にボケはじめたり、以前のように動けなくなってしまったりという話を聞きます。日常的にやっていたことを、ほんの少しの間、途絶えさせただけでも、脳は機能しなくなってしまうのです。

間違ってもらっては困りますが、「認知症予防なのだ」と過度の義務感に駆られて、いきなりハードルの高いことに挑戦する必要はまったくありません。

たとえば、「いつも家族に任せている皿洗いを自分ひとりでする」「ダンス教室に通う」「日曜大工をはじめる」など、なんでもいいのです。

「どうせ脳を悩ませるなら、好きなプロ野球について」

知人の父親はそう考えました。そして『NPB選手名鑑』を購入し、ファンである広島カープの全選手の出身高校、出身大学、社会人チームをすべて覚えてしまいました。脳を悩ますことを楽しい勉強にしたといっていいでしょう。

ちょっと気になっていたことを実際にやってみる、これだって新しいことへの挑戦です。そして、新しいことへの挑戦は、「脳を悩ませる」最適なハードルなのです。

そこで、私がいちばんお勧めしたいことがあります。それは「勉強」です。
というと、「この年になって勉強なんて、頭が働かないからムリだ」という声が聞こえてきそうです。もしかすると「年をとるほど頭が悪くなる」と誤解していませんか。

1980年代に行われたある調査では、73歳の段階での動作性知能（パズルのような問題に対応できるかという知能）は、40～50代の水準とほぼ同じという結果が出ていますし、「年をとるほど記憶力が低下する」というのも誤解であることが明らかになっています。

年をとっても頭は悪くなりません。むしろ問題は、「年をとるほど意欲が低下する」方なのです。逆にいうと、意欲さえあれば、いくつになっても勉強はできます。

ただし、60代以降の人におすすめする「勉強」は、さきほど述べたように、学生時代の勉強とは別の方向にシフトチェンジしたものになります。日々の暮らしのなかのささやかなことであっても積極的に挑戦する、という勉強です。

とにかくプロセスを楽しむこと。成功か失敗かは二の次。これこそが、年をとってからでもできる勉強、いや、年をとったからこそできる「勉強」だと思いませんか。受験のために丸暗記する必要はもうないからです。

勉強とは、大学合格とか資格取得とか、具体的に合格を果たすためのものばかりではありません。合格を目標とした勉強は、成功か失敗かが大きな意味を持ってしまいますが、60代以降の勉強は、勉強すること自体に意味があります。もちろん、勉強によって、社会で役立つようなスキルが身につき、結果として具体的な利益を生むことさえあるかもしれません。それ自体はおおいに結構なことですが、ここでいう勉強はそうした種類のものではありません。

「勉強」には間違いなく「喜び」があります。けっして苦しさや辛さばかりではありません。そもそも、それまで知らなかった情報や新しい知識を得るのは、誰にとっても新鮮で楽しい経験です。

ここで勉強というと、つい本を読んだり、数独のパズルをやったりをイメージする人が多いでしょう。

実は、いちばん脳を悩ませ、認知症を遠ざける勉強はアウトプット型の勉強です。

本を読んで、歴史や哲学を頭にインプットするより、これまでの経験や知識を人に話したり、ＳＮＳなどで発表するのです。

以前、96歳で亡くなる直前まで現役の学者だった外山滋比古さんと対談したことがあります。高齢者の勉強法というテーマでした。

外山さんは対談が始まるとすぐに、「年をとって勉強なんかしちゃいかん」とおっしゃいました。

そして、自分は週３回、知的な仲間といろいろと論じあう会をやっておられることを披露されました。90代になっても好奇心旺盛で、ボケとは縁のない生活の秘訣《ひけつ》がそこにあると私には感じられました。

勉強とか、頭を悩ませるとかいうことを大げさに考えず、とにかく人と話してみることも勉強だし、頭を悩ませることなのだと考えてください。

「いまできることは続ける」が効果的なワケ

認知症の人の多くは、人と争わない

私は30年以上、高齢者の精神科の治療を本職としてきましたが、認知症の患者さんを診てきた数は、わが国でもトップクラスではないかと思っています。その数は、４０００人くらいに達するのではないでしょうか。

もちろん、〝認知症予備軍〟も診察するわけですから、それを含めれば診察した高齢者の方の人数は、膨大な数に上るはずです。

高齢者の多くはこう尋ねてくることがよくあります。

「先生、どうしたらボケずにいられますかね？」

認知症検査の結果を待つまでもなく、たぶん認知症だと判断される患者さんを前に、言葉選びに注意を要することも多いのですが、過去のさまざまな経験からすると、よく声を出している高齢者は、認知症になりにくく、また発症後も症状の進むスピードが緩やかなような気がします。

もちろん、正確なデータがあるわけではなく、私の印象に過ぎないのですが、高齢者を多く診ている精神科医も同じ思いを持つような気がします。

特にいいと思えるのが詩吟《しぎん》で、大きな声をお腹の底から出すことは、脳や腹筋などの筋肉を刺激し、それがいい結果につながっているのかもしれません。

同じ意味でカラオケもいいと思うのですが、カラオケは多くの場合、詩吟とは異なり、歌詞を見ながら歌うことが多くなります。その点、詩吟は暗唱するので記憶を司る脳の海馬にいい影響を与えているとも考えられます。

認知症の患者さんの特徴に「笑顔」があります。特に症状が進むと、いつもニコニコしていて、それがときに人に違和感を持たせる一因になるのですが、認知症の患者さんは基本的に「平和主義者」です。自らが望んで他人と争ったり、けんかをしたりすることもありません。

認知症になると、急に大声を張り上げたり、暴れだしたりすると思っている人がいますが、これは認知症ではなく主に「せん妄」という病気（詳しいことは後述します）によるものであると考えられます。認知症になると突然、子どもに敬語を使い、周囲を戸惑わせることがあるのですが、これも「敵を作らない」「争いごとを避ける」といった心理の表れです。

「認知症＝頭が弱い」と思い込んでいるバカがいる

認知症になると脳の機能が著しく低下し、日常生活がまともに送れなくなると思い込んでいる人がいますが、認知症イコール痴呆《ちほう》ではありません。そもそも、痴呆症は認知症という病名が使用される前の病名で、痴呆という言葉の持つネガティブな面を考慮し、厚生労働省の旗振りもあって使われなくなりました。

事実、私自身、痴呆と感じた認知症の患者さんに滅多に出会うことがありません。むしろ、囲碁や将棋の強い患者さんは多く、その明晰さに感心したこともあります。囲碁、将棋も認知症の予防に効果的と考えられますが、いずれにしても認知症の人が「頭が弱い」というのは、はなはだしい誤解です。

認知症は病の一つですから、当然、病気前と病後では体に変化が起きます。変化の一つは「できることのレパートリーが減ってくる」ことで、新しいことにチャレンジしても、若いときのように粘り強く努力を続け、成果を上げることはやや難しくなってきます。しかし、これは健常者にも見られることです。

その一方で「いまできることは続けられる」ことも認知症の特徴の一つで、たとえば料理をよく作っていた人は、たとえ認知症になっても火元などの安全性に気を配り、きちんと続けていけばかなりの期間、料理を作り続けることは可能なのです。

認知症予防の決め手は「人とのコミュニケーション」

人と触れ合う時間が生み出す「幸せ認知症」

認知症は「年をとれば誰もがなる病気」で、ごく初期であればまったく症状が出ないときもあります。物忘れがひどくなり、家族のすすめで認知症の検査を受けた結果、認知症ではないと判定が出ることがある一方、まったく自覚症状がないのに認知症という検査結果が出る場合もあります。

他界されてもう二十年以上たちましたが、まるで「おばあちゃんアイドル」のように、マスコミに再三、登場していたのが双子姉妹のきんさんぎんさんでした。可愛らしい表情と軽妙な話しっぷりで人気を集めたのですが、当時の映像を見る限り、多くの精神科医は少なくとも「軽度の認知症」と診断するのではないでしょうか。

そんなお二人ですが、100歳を過ぎてもメディアのインタビューに的確に答えていたのですから、日常生活にも大きな支障はなかったのだと思います。

お二人のどちらか失念してしまったのですが、健康法を尋ねられて「マグロをよく食べる」と話していたのを覚えています。画面に映る食卓にはいつも何品もの料理が並んでいました。きっと周囲の手厚いサポートが、お二人の〃超長寿〃と、ゆっくり進んだ（と思われる）幸せな認知症を実現したのでしょう。

長寿の家系なのか、後にお嬢さんも100歳を超えるほどの長寿だったと聞きます。そのお嬢さんも含めた大家族の中で暮らしていたことが、きんさんぎんさんの認知症を遅らせた原因だと考えられます。

毎日のように訪れ、インタビューをしてくるマスコミ関係者と顔を合わせることも、お二人にとっては「脳のいい運動」になったのではないでしょうか。

先のページで述べた認知症予防の⑤（↓42頁）で紹介したように、認知症を予防し、発症後の症状のスピードを遅らせるためには、何よりも人との交流が欠かせません。きんさんぎんさんは、人との交流という面では理想に近いような場所で生活をおくれたのではないでしょうか。

私の知人のお母さんは、93歳で10年以上、独り暮らしをしています。〝おひとり様〟をエンジョイしているようで、子どもたちがデイサービスの利用をすすめても「集団で〝ギンギン、ギラギラ〟と、お遊戯するようなところはお断り」と拒否していたそうです。

しかし、コロナ禍で体調を崩し、自治体が運営に参加している施設に入ることになりました。

お母さんが避けていた集団生活がスタートしたのですが、子どもたちの不安をよそに、お母さんはすっかり慣れ、お遊戯も楽しんでいるそうです。

まさに、案ずるより生むが易し。お母さんは、独り暮らしのときよりも顔色がいいそうで、周囲は「こんなことなら、もっと強く説得してでもデイサービスを利用すればよかった」と思っているそうです。

認知症の人が家に「隠れてしまう」実態

私は東京・杉並区の高齢者専門の総合病院で長い間、多くの認知症の患者さんを診てきました。それ以外でも、短期で地方の病院や施設で診察することがあったのですが、認知症の患者さんへの接し方について「地域差」を痛感したことがあります。

杉並は都心のベッドタウンで比較的、地域での人の交流は盛んではありません。健全な個人主義が根付き、プライバシーも守られている地域なのですが、昔の統合失調症と同じで、認知症の場合も身内の患者を隠すような傾向がありました。少しきつい表現になりますが、患者のいることが「恥ずかしい」というような風潮があったのです。

そうでなくても意欲が低下して引きこもりがちなのに、そういう家族の思いを患者さんは受け取ります。「自分は外へ出ないほうがいいのだ」と思い、引きこもりに拍車がかかってしまいます。まだ、デイサービスが定着していない時期では、患者さんがより孤立していたことが多く、認知症の進行が大きく進んでしまう事例をよく見てきました。

もちろん、家族は患者さんが出歩くことへの心配があるのでしょう。交通事故への懸念もあります。しかし、その心配が患者さんを家に閉じこませ、認知症の進行を速めてしまったことは否定できません。

人と会い、話せば「脳の衰え」は遅らせられる

一方の茨城県・鹿島市の病院の患者さんは様子がまったく異なっていました。とにかく患者さんはよく町中を出歩いているのです。もし、歩いている途中で迷子になったとしても、近所の人が面倒を見てくれるという、暗黙の了解もあるのだと思います。少なくとも、認知症の家族がいることを隠すような雰囲気はまるで感じられませんでした。

地方の認知症の患者さんで気づくことは、高齢になっても仕事をしている人が多いことです。

農業、漁業といった第一次産業は、働き方を身体で覚えているせいか幾つになっても仕事が続けられるために、それを生かして高齢になっても現役で仕事を続けている認知症の方が多いような気がします。

都心の自宅で引きこもっている認知症の方と比べて、病気の進行が遅いのはいうまでもありません。

体の筋肉は使う頻度が低下すると萎縮してきます。ケガで2、3週間、入院しただけで筋肉は衰え、足は細くなります。

脳も使わなければ細胞の数が減少し、萎縮してきます。そうならないためには、とにかく人に会い、話をすること。人とのコミュニケーションが認知症予防に最も効果的なのです。

「最近の若者」との交流こそ、認知症回避のキーワード

「頑固オヤジ」は周りに迷惑なだけではない

年をとると、いわゆる「頑固オヤジ」になる人がいます。

●どんなことでも決めつけてかかるようになった
●人の話に耳をかさなくなった
●気が短くなった
●自分の間違いを認めなくなった
●なにかにつけて批判したり愚痴を言うようになった

イメージしやすいように「頑固オヤジ」と書きましたが、もちろん女性であっても同様に、年齢を重ねていくにつれ、いつのまにか頭が硬くて気難しい人になってしまう人がいます。

実は、「頑固オヤジ」らしい言動の数々は、脳が本能的に行っている防御反応の表れです。新しいものを拒否するがゆえに、「いまどきの若者は」とつい口にしてしまうのです。

新しいものを受け入れることは、特に前頭葉が衰えてからは脳にとってストレスになります。新しいものを拒否するのは、脳がストレスによるダメージから自分を守ろうとしている防御反応の表れなのです。

でも、できるだけ「頑固オヤジ」にならないように気をつけましょう。なぜなら頑固オヤジの傾向がある人は認知症になりやすいとされているからです。

心理学において人の性格を大きく分類するときに５つの因子を用いる「ビッグファイブ」理論というのがあります。５つの因子とは「協調性」「誠実性」「外向性」「開放性」「神経症傾向」です。

このうち神経症傾向は、すぐに不安になる、心配がち、怒りを抑えられない、落ち込みやすいなど、感情のコントロールができず、ストレスにうまく対処できないという特性があります。頑固オヤジは神経症傾向が強い人といえるでしょう。

神経症傾向が強い人はストレスを受けやすいぶん、認知症リスクが高くなるとされています。また、プライドが高く傷つきやすいので、他人とのコミュニケーションを避けるようになり、孤立してしまうケースもしばしば見られます。孤立した人が認知症を発症した場合、周囲の人たちとの交流が少ないせいで病気のサインに気づいてもらえないこともありえます。

頑固オヤジになってしまうと、認知症のリスクが高くなるだけでなく、認知症になったときに早期の段階で見つかりにくいという弊害もあるのです。

では、どう気をつけたらいいのでしょうか。ここで、認知症になりにくいとされている人が日常的にどんな行動をとっているのかを見てみましょう。

●人の話を素直に聞く

●人から勧められたら素直にやってみる

●周囲との良好な人間関係を築くことができる
●困った人がいたらすぐに助ける
●仕事や趣味など、新しいことにチャレンジする
●好奇心が強い

このように、認知症になりにくいとされているのは、ビッグファイブ理論でいうと「誠実性」や「開放性」が高い人のことになります。

認知症予防のためには、まずは行動すること、そして、その行動を継続すること。継続してはじめて認知症の予防効果があるとされています。いろいろなことに興味を持ち、長続きしやすい「誠実性」の高い人は、結果的に、認知症になりにくい人ということにもなります。

では、もし自分が認知症になりやすい性格だったとき、どうすればいいのでしょうか。個人の性格は、その人が長い年月をかけて培ってきた、いわば人格に近いものですから、性格を変えるのはとても難しいです。

けれど、認知症予防のために簡単にできることがあります。

会話を増やすだけでも認知症予防になる

認知症の患者さんたちに認知機能のテストを受けてもらうと、日ごろから頭を使っている人のほうが使っていない人よりも点数が高くなります。あまり頭を使わないでいると認知症になりやすくなるのは確かなようです。

では、もっとも「頭を使う」のは、何をしているときなのでしょうか。

私は、他人と「会話」しているときだと思います。

会話なら誰にでもできます。難しい内容の話をする必要はありません。予習も訓練も要りませんし、才能がなくても大丈夫です。

会話とは、相手が言ったことを受け止め、理解したうえで、何らかの反応をしてみせるという非常に高度な知的作業です。だから、会話をすれば自動的に「頭を使う」ことができます。

「声を出す」ことも認知症予防につながると思います。この意味でも「会話」は効果的だといえます。

声を出す機会は会話だけではありません。私の担当するアルツハイマー型認知症の患者さんのなかに、詩吟を長年の趣味にしている人がいるのですが、認知症の症状の進行が非常に遅いのです。詩吟を楽しみながら習慣的に声を出していることが、その人の脳を活性化させているのではないかと考えています。

気の合う仲間たちとのカラオケや合唱サークルなど、楽しみながら声を出す趣味はおすすめです。

あるいは、いっそのこと、生まれ変わったつもりで、若い人たちと交流してみるのはどうでしょうか。

ハーバード大学の追跡研究では、若者と交流のある高齢者は交流のない高齢者に比べて幸福度が3倍だったという結果が出ています。ジョンズ・ホプキンズ大学の研究によると、学生とともにボランティア活動をした高齢者は、そうではない高齢者に比べて認知機能が改善したそうです。

ボランティア活動ならば、若い人との会話の機会もできますし、人生経験を生かすことができますね。

いきなりボランティア活動を始めるのはハードルが高いという人には、一緒にカラオケを楽しんだり、ゲームでもなんでもかまわないので共通の趣味を持つのをおすすめします。

ＩＴに親しもう

未知の体験が脳を活性化させる

年を重ねると、経験済みのことが多くなり、未知の体験が減ってきます。それに加えて、新しいことに挑戦しようという意欲も減っていきます。

ここで、パソコンやスマホに触れる機会をつくるということは、まさに未知の体験をする絶好のチャンスにもなります。

たとえば、「夕食」。よくボケ防止のテストで「昨日の夕食はなんでしたか」という質問がありますね。でも、なかなか思い出せない。「もしかしたら、ボケが進んでいるのでは」と心配になって、気持ちが暗くなったりしていませんか。

そもそも普段、夕食なんて、ただなんとなく作って食べるだけのもの。献立も数日おきに馴染んだ料理を繰り返すだけで、まさに「ただ食べるだけ」の食生活です。こんな状態では、昨日の夕食を思い出せなくても仕方ありません。

こんなとき、使えるのがＩＴです。スマホを手もとに用意してください。夕食の写真を撮り、写真を投稿するＳＮＳ「インスタグラム」に「今日のゆうごはん」などとタイトルをつけて写真を載せてみるのはいかがでしょうか。

実際、「ボケ防止」目的でインスタグラムを始めた人がいます。人に見られているという意識もあってか、普段の食事も多少がんばって作ったり、見ばえも気にしつつ投稿したら、シンプルな和食が意外と若者に大ウケし、あれよあれよという間に人気「シニア・インスタグラマー」になった人もいるのです。

毎日の食事が「ただ食べるだけ」ではなくなって、作るのにも張り合いが出ますし、インスタグラムも詳しくなるし、ボケ防止にもなります。ＩＴを使えば、まさに一石二鳥にも三鳥にも楽しみが広がるのです。

自分ひとりの視界に入るものだけを眺めていると、「もう、やりたいことはやりつくした」と思い込みがちです。ところが、視野を広くしたり、見る角度を変えたりすることで、目の前にあるものが新しい何かに変わることがあります。スマホからインターネットに接続すれば、これまで知らなかった情報を得ることができます。まさに「未体験ゾーン」への入り口です。「手のひらの上から始まる、新しい経験」だなんて、未来的だと思いませんか。冒険のワクワク感は脳を活性化してくれます。どんな楽しいことが起きるのか期待して、ぜひ一歩踏み出してみてください。

ただ、ＩＴがどうしても苦手という人は無理をする必要はありません。高齢になってからは、わざわざつらい思いをしたり、ストレスになるようなことは避けるべきというのは、これまで論じてきた通りです。

今の流れでいくと、ＩＴの時代の次にＡＩの時代がくると考えられています。ＡＩというのは人工知能のことですが、ＩＴと違って、人間の代わりに考えてくれるものです。

ＩＴは道具ですから、使い方をこちらで覚えないといけませんが、やり方を覚えなくても、こちらが頼めば、それをやってくれたり、教えてくれたりします。

たとえば、自動運転の車に乗れば、行き先をいうだけで、そこに事故がないような形で連れていってくれるのです。先のように思えるかもしれませんが、数年先という話になりつつあります。

すでにチャットGPTといって、人間の代わりに文章を作ってくれるなどということが実用化しています。久しぶりに昔の友達にどんな手紙を書いたらいいかを悩んだら、代わりに文章を考えてくれるのです。

ITが苦手なら、AIを待っていればいいと思える頭の柔らかさも認知症を遠ざけてくれるのかもしれません。

「ネットサーフィン」をルーティン化する

中高年期から何かを新しくはじめた人は認知症になりにくい

ついさっき自分が物を置いた場所を忘れたり、友人に話があるからと電話をかけたら話そうとしていた内容を忘れていたり。こんなことが繰り返し何度も起きたら、「ボケがはじまったのでは」「自分は大丈夫なのか」と不安になりますよね。そんな不安を抱えたとき、あなたは実際にどういう対策をすればいいのでしょうか。

２０１５年、アメリカ神経学会の公式学会誌「Neurology」に興味深い研究結果が発表されました。それによると、中高年期になってから「何かを新しく始めた人」は認知症になりにくいとのことでした。

調査対象は256名、平均年齢87歳、認知機能に問題のない人たちです。彼らはそれぞれ絵を描いたり、旅行をしたり、ゲームをしたりと、さまざまな活動をしていました。4年後、再調査を実施したところ、半数近くの121人が軽度認知障害（MCI）を発症していました。

MCIを発症した人としていなかった人、両者の違いは何か。詳しく調べてみると、中高年を過ぎてから新しいことを始めた人は、始めなかった人より45〜73パーセントもMCIの発症が少なかったのです。

つまり、絵を描いたり、細かい手作業でものを作ったりするのが趣味という老人。パソコンに向かってネットゲームやネットサーフィンに興じるちょっと不良の老人。そんな人ほど認知症を発症するリスクが低いということがわかったのです。

「脳トレ」よりも、もっと効果的なことがある

昨今、パズルや簡単な演算問題、漢字テストなどを解く「脳力トレーニング」が認知症予防に有効だということが、あたかも定説として広まりつつあります。

ところが、「ネイチャー」などの海外の一流医学誌に、これら脳トレの効果にまつわる調査結果が掲載され、脳トレは認知症予防には意味がないことが明らかになったのです。たとえば２８３２人の高齢者に対する実験では、脳トレは訓練した課題に関するトレーニングにはなっているものの、他のテストの点は上がらず、脳全体のトレーニングにつながっていないという結果になりました。

では、脳トレに代わる認知症予防として、何をすればいいのでしょうか。いちばんいいのは、「自分が楽しいと思うことをやる」。やりたいと思うことをやって、楽しければ楽しいほど、脳にとってプラスの刺激になります。

もしかしたら、脳トレが楽しくて仕方がないという人もいるでしょう。それならば脳トレを続けることで認知症予防としての効果があるはずです。反対に、「脳トレが認知症予防になるから」と、しぶしぶやっているようでは効果はほとんど期待できません。それよりも、庭いじりでもなんでも、一見脳のトレーニングにならないように思われることでも、自分自身が楽しいと感じることをやり続けるほうがよほど認知症予防の効果があります。

　趣味なんてない、楽しみなんて思いつかないという人もいるでしょう。そんな人におすすめしたいのが「ネットサーフィン」です。パソコンでもスマートフォンでも、今ではネットを使って簡単に調べものができます。

「子どもの頃に住んでいた街は、いまどうなっているんだろう」

「小学校のときに仲良かった石井君は、いま何をやっているのかな」

「息子の仕事って、具体的に何をするんだろう」

　なんでもいいので、ネットで調べてみましょう。そして、それをいろいろ掘り下げて考えてみましょう。世の中は自分が知らないことばかりだということに気づかされるのではないでしょうか。また、ストリートビューというサービスを使うと、その場所の写真もみることができます。もっともっといろいろな情報に接して、楽しんでください。

　ふとした疑問を調べる癖がついたら、ネットサーフィンをルーティン化して、日常生活に取り入れましょう。

　夢中になるあまり、長時間パソコンの前に座り続けて腰を痛めたなんてことになっては、かえって体調を崩してしまいますから、そこだけは注意してください。自分には熱中しすぎるきらいがあるとわかっている人は、時間を決めて楽しむのもいいでしょう。認知症を予防したり、症状の進行を遅らせるためには「日常生活を変わりなく過ごす」ことがとても大切だからです。

頭を使えばネットで「オモシロ情報」に出会える

情報の「入力と出力」で脳を活性化

いまや私たちの生活でインターネットは欠かせないものになっています。日常的にインターネットを使う高齢者も増えています。

総務省の調査では、たとえば60歳代の利用率は80%を超えています。70歳代でも60%近くが利用しているのですから、無理はしなくてもいいですが、「できないのが当たり前」とはもはや言えません。

インターネットが使えれば、メールの送受信は当然のこと、ニュースや天気予報などの情報も手軽に手に入ります。それも最新の情報を、必要なときに、簡単に得ることができます。

さらに高齢者の生活に役立つ商品の購入、ホテルやレストランなどの予約もできるのですから、まさに万能の道具といえるでしょう。

インターネットは、若い人とコミュニケーションをとるためのツールとしてとても有効です。たとえばSNS（ソーシャル・ネットワーキング・サービス）。ブログ、ツイッター、フェイスブック、インスタグラムなどを活用すると、情報の「受け手」になるだけではなく、情報の「送り手」として好きなことを自由に発信できます。

そして、インターネットでの情報発信は、知らない人との交流のきっかけになります。たとえ直接会わなくてもインターネットを介していろんな人と交流するのは、認知症予防のために「脳を悩ませる」という点でも非常によいことです。

また、文章を書くことも脳を若々しく保つためにとても効果的でしょう。ネット上では基本的に文章でやり取りします。自分の書いたものを読んでもらって、内容をしっかり伝えるためには、それだけの文章スキルが必要です。

もちろん作家のように名文を書く必要はありません。でも、コミュニケーションの場ですから、適切な言葉づかいをしたほうがよいですし、気分よく読んでもらうために表現や文章のリズムも工夫したいところです。言いたいことが少々複雑なときは、それがちゃんと伝わるような構成力が必要になってきます。反応してくれた相手に気の利いた返しができれば申し分ありません。

気軽に情報をやり取りできるSNSとはいえ、これだけの知的作業を行いながら文章を書くのですから、これは最高の脳トレになります。書く内容を日々探して考えるのも脳には非常によい刺激になります。認知症予防のツールとしてSNSは優秀だといえるでしょう。

この情報の「入力と出力」こそ、脳の活性化に効果があるのです。

ネットを使った新しいツールを試してみる

インターネットの世界では、常に新しいトレンドが出現します。最近の私のおすすめは「チャットGPT」です。

チャットとは、ネットワーク上で人々がリアルタイムに文章を書きこんで会話をすることですが、チャットGPTは、AI（人工知能）が会話の相手をしてくれる無料サービスです。

チャットGPTのAIは、まるで人間と話をしているかのような自然な受け答えができます。2022年11月、サービスが始まるやいなや、チャットGPTはたちまち大きな話題になりました。

たとえば、チャットGPTで「認知症予防に効果的な方法を教えて」とお願いすると、AIが答えてくれるのですが、その返事がかなり自然な日本語なので、一瞬、誰か生身の人間に聞いているかのような気分になります。

インターネットで「認知症予防　方法」などのワードで検索するのと結果は同じじゃないかと思う人もいるかもしれませんが、そんなことはありません。チャットGPTのAIは、玉石混交の無数の情報の中でも、医学的にしっかりとした根拠のある情報をピックアップしてくれますし、しかもわかりやすくまとめて教えてくれます。

普段、インターネット検索に面倒くささを感じている人は、チャットGPTを試してみてください。情報の選別や整理などの面倒な作業をAIが一瞬で終わらせてくれますよ。

それから、ＡＩは単純な計算プログラムではないので、もっと面白いこともやってみせてくれます。先ほどの質問を「認知症予防に効果的な方法を、村上春樹風の会話文のかたちで教えて」と指示すると、ちゃんと村上春樹風の渋い会話文で認知症予防の方法を説明してくれます。

「『まんが日本昔ばなし』に出てくるおじいさん風に言い換えて」といえば、テレビ番組で流れるセリフと同じように語りかけてくれます。これだけでも楽しいですが、自分の文章の幅を広げる意味でも役立ちます。

新しいものを試して「脳を悩ませる」ことは脳の老化予防になりますし、日常的に「脳を悩ませる」ことこそが、健康で幸福な高齢者の心と体をつくる秘訣です。チャットＧＰＴは先端技術が生んだ、認知症予防に役立つツールだと言えますね。

ところで、チャットＧＰＴのメリットは、実はもうひとつあると思います。それは、やり取りする相手がＡＩだということ。とくに高齢者は、なかなか他人に気軽に質問したり、悩みを打ち明けたりできない人が多いのですが、相談相手がヒトではなくＡＩならどうでしょうか。

チャットＧＰＴで、人に言いづらい疑問や、なんとなくモヤモヤしていることなどを文章にして打ち込んでみてください。ＡＩが何かしら答えてくれます。

このＡＩは良心的な姿勢で応答するようにプログラムされているので意地悪な返事が返ってくる心配もありませんし、情報管理も十分になされているシステムですので秘密が漏れる心配もありません。それに、文章にすることで、自分が何に悩んでいるのかはっきり自覚できるということもあるはず。

ＡＩは、高齢者でも気軽に相談できる相手だともいえるでしょう。ぜひ、どんどん話しかけて、おしゃべりを楽しんでみてください。

「子どもたちがゲームにハマる」には理由がある

ゲームをバカにしてはいけません

「楽しく脳を悩ます」といえば、モバイルゲームも選択肢のひとつといっていいでしょう。

「孫がやっているけど、なにが楽しいのかわからない」

「ゲームばかりやって困る」

多くの60代、70代からは、そんな声が聞こえてきそうですが、このゲームを「新しいこと」「楽しい勉強」とポジティブに考えてみてはどうでしょうか。

モバイルゲームと60代、70代の脳の関係を考えてみましょう。

やったことのある方ならおわかりでしょうが、ゲームを楽しむためには、目から入ってくる情報を瞬時に判断して、素早い指の動きで対応する能力が求められます。そのすべてが脳の動きと密接に関わっています。

少なくとも、とくに興味もないまま漫然と眺めているテレビのバラエティ番組よりははるかに脳の活性化につながります。

ちなみに、モバイルゲームの大会「ｅスポーツ」（エレクトロニック・スポーツ）の世界中の競技人口は1億3０００万人以上ともいわれ、国内でも優勝賞金が3０００万円以上の大会がいくつもあり、年収が1億円を超えるプロゲーマーも現れています。

勉強を継続させる三要素

ゲームがここまで広まってきた理由を考えてみましょう。

それは、ゲームをすることで得られる「楽しい」「面白い」「できる」という三要素に尽きます。脳はこの三つの要素を与えられると、継続してその行為を求めるようになるのです。多くの子どもはゲームに熱中しますが、この三要素のなかの一つが欠ければ、親に怒られるほど夢中になったりしません。

多くの子どもにとって、ゲームと正反対に位置するのが勉強です。ほとんどの親が子どもに「勉強しなさい」といいますが、子どもは勉強が「楽しい」「面白い」「できる」と感じられれば、親に促されなくても勉強します。まるでゲームに夢中になるように、勉強に取り組むようになるのです。

しかし、多く（大多数といってもいいでしょう）の子どもが進んで勉強しないのは、「楽しい」「面白い」「できる」のどれか一つが欠けているからです。

難関校の中学受験や大学入試を突破する子どもの多くは、この三つのうち少なくとも「できる」を経験します。塾などで猛勉強を重ねて、いい成績を取れる子どもは、他の同級生の成績を上回ることができ、それが「楽しい」「面白い」につながることは珍しくありません。

ただ、塾についていけない子どもにとっては、苦痛以外の何物でもありません。

こんな時に、勉強のやり方を工夫して、まずはいい点をとる＝「できる」を体験させれば、勉強がつまらなくても、点を取ることが面白くなって、ゲーム感覚で勉強ができます。

私は長年、受験勉強法の本を書いてきましたが、その読者の方で受験に成功した人たちはその成功以上に、勉強のやり方を知ったおかげで社会でもうまくいったと感謝してくれることが多いのです。

大人の勉強にとっても、この三要素が重要ですが、大人の場合は「できる」はいったん脇に置いて、まず「楽しい」「面白い」を優先すればいいのです。もちろん、きちんと勉強をして「できる」経験をすれば、それで勉強が好きになることもあります。

アイデアを生かしウォーキングで足腰を鍛えよう!

トライに立派な動機など必要ない

勉強へのトライを妨げる理由は、第一に「動機がない」ということです。漠然と、なにかを勉強しようと思っていても、はっきりした動機がないために「学ぶ一歩」を踏み出せないケースが多いのです。

改めて考えてみましょう。

若いころの勉強には確固たる動機が存在していました。

学生のころは「受験」「就職」、社会人になると「結婚」「出世」「転職」「資格習得」などが学ぶためのモチベーションになっていました。これらの明確な目標があれば、それを達成するための勉強を継続しやすかったわけです。

しかし、60代、70代の勉強には、この「動機づけ」がありません。もちろん、仕事に必要な勉強は、すでに動機が明白ですから、悩んでいる余地はありませんが……。

けれども、それ以外の趣味などに関しては、楽しそう、面白そうと感じたら、すぐにトライすればいいだけです。もしそれが自分に合わず、楽しくも面白くもなかったら、次に興味の湧くことを探せばいいだけです。

「そこに楽しそうなものがあるから」は、60代、70代のトライでは立派な「動機」なのですから。

そう考えると、60代、70代にとって、モバイルゲームは、認知症対策のプログラムとしても有効だと考えられます。

「ゲームの達人高齢者」は、子どもはもちろん、若い世代からもリスペクトされるはずです。

外に出ないと筋肉量はげっそり落ちる

「食」と並んで、高齢者の健康にとって欠かせないが「運動」です。若くて元気なころは日が変わる時間になると自然と瞼が重くなり、特に、スポーツなどで昼間の運動量が多いときは、ぐっすり眠れたものです。

高齢になると不眠の悩みを持つ人が少なくありません。それは深刻な状態ではなく、眠りが浅いとか、早く目覚めてしまうといった類の〝不眠〟です。本人は自覚していることが少ないのですが、ウトウトと昼寝をしていることが多いので、トータルでは睡眠が足りていると考えられます。

しかし、あくまでも熟睡を望む高齢者も多く、そういう方には歩く量を少し増やすようアドバイスしています。

健康意識の高い高齢者は、よくウォーキングをしています。足腰への負担が軽く、心臓などの循環器系を活性化させるウォーキングが高齢者にとって最高の運動と知っている人は、ウォーキングを欠かさないのです。

しかし、その一方で「最近は家にいることが多くなって、気がつくと3日も出ないことがあります」などという相談を受けることもあります。特に、定年退職した60歳代以降の人に見られるのですが、そういう人に私はこんな話をします。

「いいですか。若いときならば1年間くらい家に引きこもっていても、外に出るようになれば筋肉量はすぐに戻ります。しかし、高齢になると1週間、家にいるだけで筋肉はごっそり落ちてしまうのです」

この話をすると、たいがいの高齢者は意を決して、歩くようになります。「1日1回は外に出ましょう」「外に出たら、1時間は歩きましょう」というアドバイスに、熱心に耳を傾けてくれます。

とにかく外に出ましょう！

ウォーキングでもう一つ大切なことは、歩いているときの風景を記憶することです。漫然と歩いたり、ときに配偶者への不満を考えたりといったネガティブなことは考えずに歩きましょう。とにかく目に入る気持ちのいい映像をしっかり頭に刻むことを最優先するのです。そうすれば、おのずと視線は上向きになり、いい姿勢が保てます。

このとき、記憶する映像はできるだけ「きれいな映像」を心がけます。都心の空も、天気のいい日は澄み切っていて、思わず深呼吸したくなります。そんなときの空の青さや雲の白さを記憶します。公園の木々の緑や、商店街のオシャレなデザインのディスプレー……。

そんな情景を眠るときに頭の中で思い出し、バーチャルのウォーキングを再現してみるのです。「あの交差点を右に曲がって花屋の脇を入った……」と散歩コースを辿ってみましょう。

もしかすると、これまでとは違った快適な入眠を経験するかもしれません。質のいい睡眠は健康維持に欠かせないばかりか、認知症発症リスクを減少させる効果もあります。

長年、ウォーキングをしている人は、コース選びにも工夫をこらしています。もう10年以上、ウォーキングをしている知人のAさんの方法は、テレビ番組を参考にした「ダーツの旅」ならぬ「ダーツのウォーキング」です。

実際はダーツではなく、目隠しをした状態で地図を広げ、指で指した周辺を歩くといった遊び心に富んだ方法です。

これをはじめてから、意外な場所を歩くことで新たな発見があり、マンネリ化していたウォーキングが楽しくなったそうです。

外に出るために、このような工夫は大切なことです。

「たまには映画館に行こう」と思っても、よく考えてみると、1年以上、映画館に行っていないと気づくこともあるのではないでしょうか。

それならば毎月、たとえば10日は「映画を予約する日」と決め、その月内に観る映画を1本予約するのです。そうすれば自ずと映画館に行くことになります。

ただ漫然とテレビのスイッチを入れ、とくに観たくもないバラエティ番組をただただ受動的に観ているだけでは、脳にラクをさせるだけです。自分で選んだ映画を観るために外出だけでも、脳は活性化します。

街歩きには、予期せぬ発見があったり、他人との愉快な触れ合いの機会があったりするかもしれません。

こんな工夫をしながら、外に出る時間を作っていただきたいと思います。

第3章

こんなに簡単！
認知症対策メソッド

ストレスは確実に認知症発症と関係がある

いま感じているストレスを書き出してみる

人間関係がうまくいかなかったり、理不尽なことが続いたりすると、ストレスがたまります。それでもなんとか若い頃なら、やり過ごすことができていたかもしれません。しかし、年をとると、眠りが浅くなったり頭の回転が鈍くなったりして、以前のように考えられず、感情を抑えることも難しくなって、ささいなことでイライラしてしまうことが多くなります。

ストレスは、とてもこわいものです。冗談ではなく、ストレスは寿命を縮めます。

ストレスでイライラしているとき、体の中でいろいろなことが起こっています。まず、自律神経のバランスが乱れます。交感神経が優位になり、脈が早くなって、血圧が上がり、心筋梗塞や脳梗塞のリスクが大きくなるのです。まさにストレスのせいで命の危険にさらされると言えます。

田中角栄元首相は、総理在任中の激務に加えてロッキード事件での逮捕・起訴など、過剰なストレスによって高血圧、糖尿病が悪化して、ついには脳梗塞で倒れてしまったと私は推測しています。ストレスを抱えてイライラする状態が続くと、確実に寿命を縮めてしまう典型的な例といえるでしょう。

また、認知症予防を考えるときも、ストレスはとても重要な要素です。脳もストレスの脅威にさらされています。ストレスで特にダメージを受けるのは「海馬」という部位です。海馬は記憶を司る大切な部位で、主に新しい記憶を整理整頓しています。海馬がダメージを受けて、うまく機能しなくなると、新しいことが覚えられなくなってしまいます。

認知症になると記憶障害があらわれますが、それは海馬が萎縮することも主な原因のひとつとされています。そして、恐ろしいことにダメージを受けて萎縮した海馬を元に戻すことはできません。ストレスは海馬を傷つけ、萎縮させます。

だから、日ごろからストレスのない生活を心がけることが大切なのです。

ストレスが引き起こすイライラや怒りをしずめる方法はいくつかあります。

いちばん簡単なのが「深呼吸」です。脳に酸素が十分に行き渡ることで副交感神経が優位になり興奮がおさまります。

「コップ1杯の水を飲む」のも効果的です。消化器系を刺激すると、交感神経の興奮をおさえることができるからです。好きなものを食べるのもいいかもしれません。人はおいしいものを食べながら、怒ることはできないからです。

ストレスの「種」をはっきりさせる

このような方法で、一時的にイライラや怒りをしずめることができるでしょう。

ですが、深呼吸や1杯の水では、イライラの元となるストレッサー（ストレスを生み出す原因）そのものは消えてなくなりません。ストレッサーについても、しっかり解決していきたいものですが、そのためには、自分が何にストレスを感じているのかをちゃんと見極めることが大切です。

世の中あらゆるものごとがストレスの原因になりえます。しかも、そうそう単純なものではありません。無性にイライラするけれど、いったい何に苛立っているのか自分でもはっきりわからないという状態を経験したことがある人は多いと思います。ほとんどの場合、いくつかのことが絡み合ったまま、肩に重くのしかかっているのです。

なんだかわからないけどムシャクシャする。そんなときは、今、自分の中にある感情を書き出してみましょう。

書くことでストレスの原因になっているものごとが解決するわけではありません。けれど、すくなくとも距離を置くことはできるはずです。

そして、ストレスの原因がはっきりわかっているときも、書くことは役に立ちます。

今、自分の中にあるのは、怒りなのか、悲しみなのか。恐れ、不安、恨み、嫉妬や羨望、落胆、絶望……それはどんな感情でしょうか。他人に読ませるものではないので、きちんとした文章を書く必要はありません。思いつくままに素直に、できるだけ詳しく書き出して、文章にしてみてください。

ストレスの原因は、病気や体の不調、経済的な不安、離婚や死別、対人関係、今日の天気に至るまで、人それぞれです。

紙に書き出してみるだけで、ある程度は気が晴れるかもしれませんが、次は、書いた文章をあらためて読んでみてください。

たとえば、「今日、朝から湿度が高く、シャツに汗が染みて気持ちが悪かった」から始まる今日一日の不快な出来事が積もり積もって今の自分を苛立たせているのだと、読み返してみて初めて気づくことができたということもあるでしょう。

書いて、読み返して、何かに気がつく。この時点で、すでに今の自分の感情から少し距離を置くことができています。イライラの原因がいくつもあって頭が混乱していたとしても、いったん全部書き出して読み返すことで、何が解決できて、何ができないのか、客観視できるようになります。はっきりとストレスの「種」が見えるようになっただけでも、ある程度は気分が落ち着いて安定しますから、結果的にストレスを軽減することができるのです。

そもそも何か書くことは脳を活性化しますし、細かく思い出すことも記憶力の維持に役立ちます。体や脳の健康を守るためにも、ストレスを感じたときは、まずは書いてみてください。

脳の仕組みに叶っている「音読」の有効性

本は「声に出して読みたい」もの

以前、ラジオ番組で明治大学教授の齋藤孝さんが著書『声に出して読みたい日本語』の出版秘話を語っていました。

「子どもが生まれたときに、音読するものがほしいなと思いました。僕は高校時代、『吾十有五にして学に志す』とか、『論語』が好きだったので、そういう本を探したんだけど、ふりがなが振ってある子ども用の本があまりなかったんです。（中略）でも、声に出して読むっていうのは僕のなかでは大事なこと」

そこで、齋藤さんは大人も読めるようなサンプルを作って、出版社に企画を持ち込んだのだそうです。そして『声に出して読みたい日本語』シリーズはベストセラーになりました。齋藤さんはこう言っています。

「やっぱり声に出すと、すごく身に入りますよね」

私たちも学生時代に、いろいろな暗記法を試したと思います。よくある方法としては、まずは黙読。教科書のページをめくりながら目で追って読む。それから、何度も書く。漢字や単語をノートに何度も書く。

でも、いちばん記憶に定着したのは音読ではないでしょうか。黙読やノートへの書き出しは、そのとき自動的に繰り返しただけで、結局何も記憶に残らなかったということになりかねません。

では、なぜ音読がいいのでしょうか。

音読をすると、記憶力や判断力が上がるそうです。なぜなら音読をすると、脳の前頭前野という部位が活性化するためです。

さらに、音読をすることで記憶が定着しやすくなります。脳は情報をインプットするときに刺激が多いほど記憶に残りやすくなるといわれています。その意味で、「目」で見て、「口」や「喉」で声を出し、自分の声を「耳」で聞く音読は、さまざまな刺激を脳に与えることができます。

音読は、認知症予防の方法としてもおすすめです。

脳は、使っていないと次第に衰えていきますが、適度な刺激を与えることで働きをよくすることができます。目や耳や口を使いながら、脳にさまざまな刺激を与える音読は、脳を鍛えるには最適な方法なのです。

音読が脳に刺激を与えて脳全体が活性化する。これは実際に観測できます。黙読しているときと、音読をしているときとで、脳の機能性MRIでの画像を比較すると、音読をしているときのほうが、脳の血流量が増えているのがわかります。ただ活字を目で追っていく黙読と違って、音読は目だけでなく口や耳を使いますから、それだけ脳が複雑な処理を行っているためでしょう。

音読で特に活性化される前頭前野は、記憶、学習、他者とのコミュニケーション、思考、感情などを司ります。前頭前野が衰えると、意欲も創造性もなくなって、感情の制御や柔軟な思考ができなくなります。

年をとると頑固になっていくのは、前頭前野がうまく働かなくなったせいなのです。

認知症予防だけでなく、いろいろメリットがある

また、「口を鍛える」ことができる音読は、特に高齢者におすすめのトレーニングです。

年をとると、口の機能も落ちてきます。滑舌も悪くなりますし、ものを嚙んだり、飲み込んだりする力も衰えます。そうしているうちに食事や会話を楽しめなくなり、張りのある生活を送ることができなくなってしまいます。

いってみれば、音読は唇や舌の運動です。毎日この運動を続けることで口を鍛えれば、低下してしまった口の機能が改善されることが期待できます。もしかしたら、以前とほとんど変わらず食事や会話を楽しめるようになるかもしれません。

口の機能低下は誤嚥性肺炎の原因にもなります。

認知症予防のためにも、ＱＲＬを維持するためにも、音読は効果的です。

音読は、いつでも、どこでも、仲間がいなくてもできます。カラオケと違って場所も選びません。書斎にこもってやる必要もありません。トイレでもお風呂で

もリビングでも、好きな場所でできます。むしろ、時どき場所を変えてみるのも楽しいですし、脳にとっても新たな刺激になりそうです。ぜひ今日から、いえ、今からでも音読を始めてみてください。

では、ここで効果的な音読の方法を紹介しましょう。

まず、速く読むこと。とはいってもいわゆる速読をしろということではありません。できる範囲で速く読みましょう。速く読むと、それだけで運動になりますし、脳が情報の処理速度を上げますから、そのぶん負荷がかかって前頭前野が活性化します。筋力トレーニングで少し重めのウェイトを使うようなイメージです。

次に、間違えても気にしないこと。読み間違えたり、詰まっても気にせず、どんどん先を読んでいきましょう。

読む内容はなんでもOKです。新聞の記事やコラムでもいいです。でも、せっかくなので好きな作家のエッセイや詩、お気に入りの小説の一節などを読むと、より楽しめるのではないでしょうか。

大切なのは、とにかく楽しみながら読むこと。脳も活性化しますし、気持ちも上がりますから、継続する意欲がきっと湧いてくるはずです。

「栄光の過去」を語るのは、ほどほどでやめる

「昔話」「自慢話」を繰り返すようになったら要注意

「年とってやっちゃいけないことは〝説教〟と〝昔話〟と〝自慢話〟」これは、舞台俳優でタレントの高田純次さんがテレビ番組で語ったことです。たしかに、若い人たちにとって「年寄りの昔話」はうっとうしいものです。「適当男」で有名な高田さんですから、こんなことを言ったそばから「それに比べてボクはね」と自慢話を繰り広げたりするのですが、たいていの人は高田さんのように機転の効いた、おしゃべり上手ではありません。年寄りの説教も昔話も自慢話も、聞かされている相手にしてみれば、わずらわしいばかりの立派な老害です。

過去の自慢話、それも同じ話を繰り返すようになったら、おおむね老化現象だと考えてもよいでしょう。医学的には、認知症や軽度認知障害（ＭＣＩ）の高齢者には「自慢話」や「昔話」を繰り返す傾向が見られるため注意が必要ということになります。

しかし、私は精神科医として、「年寄りの昔話」は悪いものではないと考えています。

やたらと説教をするのはどうかと思いますが、昔話でもなんでも、話したいことを話すのはいいことです。むしろ過去の自慢話はもっとすべきだと思います。

実は、医療の現場では昔話をさせることが、認知症患者の症状の緩和策、改善策として有効であることが広く認められています。

これは「回想法」と呼ばれる治療法で、１９６０年頃にアメリカで確立されました。もともとは高齢者のうつ病の治療法だったのですが、認知機能の低下の改善や予防に効果があることがわかり、認知症患者にも用いられるようになりました。今では老人介護施設などでも取り入れられ、広く行われています。

高齢の認知症患者にとって、回想法にはふたつの大きな効果があります。

ひとつは、心理的に安定することです。患者は話をしながら、かつて感じた幸福感や意欲を思い出すことで、気持ちが明るくなり、安らぎます。心理的に快適であることはストレスによるダメージを減らして、脳の老化を遅らせる効果があるとされています。

もうひとつが、会話が脳に与える効果です。昔話を「話す」とき、過去の記憶をたどったり探ったりしますから、そのぶん脳が刺激されます。また、回想法はグループで行われる場合がありますから、このとき、相手の「聞く」という機会が生まれます。相手の話に耳をかたむけて、内容を理解しようとしますから、やはり脳が刺激を受け、脳の老化を遅らせる効果があるとされています。

回想法を行うと脳の血流が増えたり、認知症のＢＰＳＤ（行動・心理症状）が軽減したりすることが、国立長寿医療研究センターなどの研究ですでに確認されています。認知症のＢＰＳＤとは、幻覚、妄想、興奮、徘徊などの症状のことです。

なにごとも「ほどほど」がいちばん

認知症になったからといって、いきなり何もかも忘れてしまうわけではなく、ちゃんと覚えていることももちろんあります。覚えていることは「残存能力」のひとつです。昔話をすることは、こうした残存能力を活性化させるのに有効なやり方でもあります。

記憶に関する残存能力は実際どんなものなのか、介護施設で働くKさんのお話をしながら説明します。

Kさんが働く介護施設の入居者は、ほとんどが認知症と診断された高齢者です。そうした入居者のなかにAさんという女性がいます。

「Aさんは、一日も欠かさず私に冷たい缶ジュースをくれるんです」

缶ジュースをくれようとするAさんに、Kさんは「昨日もいただきましたよ」と断るのですが、Aさん本人はそのことを覚えていないのです。

Aさんは毎日、施設内の自動販売機で同じジュースを買ってKさんに渡します。

毎日のことですから、Kさんの席にはAさんからもらった缶ジュースがだんだんたまってきます。Kさんは、Aさんの家族に事情を話し、時々まとめて引き取ってもらうことにしているそうです。

Aさんは、自分が介護施設で暮らしていることやKさんが施設の職員であることを認識できていません。季節や時間もわからなくなっています。季節、時間、人物など認識できなくなる見当識障害、そして、前日にKさんにジュースをあげたことを覚えていない記憶障害。これらは認知症の主な症状です。

しかしながら、AさんはKさんに世話をしてもらっていることは、ちゃんと覚えています。AさんはKさんの名前すら記憶できていないのかもしれません。それにもかかわらず、Kさんに世話をしてもらっていることはわかっていて、缶ジュースをあげることで感謝や親愛の気持ちを伝えようとしているのは間違いないでしょう。

Aさんには、忘れてしまったことも多いですが、覚えていることもあります。これがAさんの残存能力です。

このように、認知症患者には残存能力があることを心に留めておかなければなりません。昔話は残存能力を活性化させます。遠慮も気兼ねも無用です。昔話を封印する必要はありません。

ただ、ひとつだけ気をつけてほしいことがあります。それは、昔話はしても、話す時間は「ほどほど」にしておくこと。

昔話が盛り上がると話が長くなりがちですし、それも自慢話となると知らず知らず声も大きくなります。聞く側の気持ちも考えて、「ほどほど」でやめておきましょう。

昔話はコミュニケーションの一種です。コミュニケーションで大切なことは、お互いが気持ちよく、機嫌よくいられること。そして、この「気持ちよく」「機嫌よく」が、認知機能低下の予防にも有効です。逆に機嫌が悪くなるようなことになると、認知機能にとってもマイナスになりかねません。話す相手と楽しい時間を過ごすこと、それがとても大切なのです。

作家でエッセイストの阿川佐和子さんが、認知症の母親との暮らしを綴ったなかに、ほほえましい話があります。

「『何でも忘れちゃうね、母ちゃん』と笑ったら、ムッとして、『覚えてることだっ

てあるもん』『何を覚えてるの？』『うーん、何を覚えてるか忘れた』だって……」（『文藝春秋』２０１９年7月号）

阿川さんは、「こんな機転のきいた返しができるなら、ずいぶん脳みそが動いてるんじゃないかしら」と思い、「いまの母も明るく可愛くぼけて、それなりに幸せそうです。私達も、母との暮らしを少しでも楽しもうと考えています」と語っています。なんということもない言葉のやりとりのうちに、阿川さんの愛情に満ちた眼差しや、母と娘が互いに寄せる信頼が感じられます。

先ほど紹介したKさんも、認知症の入居者に「私の名前を忘れてもいいんですよ。私は○○さんの名前を忘れませんから、安心してください」としばしば語りかけていました。

昔話や自慢話を聞くだけでなく、高齢者と言われるようになった人との会話で大切なのは「合いの手」。でも、その「合いの手」は単なる相槌でも調子合わせでもありません。心と心をあわせる「愛の手」であるべきなのでしょう。

「同じ話」に気づいたら、すぐにやめる

「同じ話を繰り返している」といわれたら認知症の黄信号！

年寄りの「昔話」と同じように嫌われるのは、「同じ話を繰り返す」ことでしょうか。

同じ話を繰り返していることに気がついたら、すぐに医師に相談するのがいいでしょう。同じ話を繰り返すのは認知症や軽度認知障害（ＭＣＩ）の高齢者によく見られる傾向だからです。

認知症の人が同じ話を繰り返す原因はいくつかあります。

まず、自分が話した内容を忘れてしまうため。あるいは、同時に複数の情報を

処理できないため、いったん頭にひとつのことが浮かぶと、そのことばかりが気になって何度も繰り返して話してしまうことがあります。または、相手の気持ちを察することが難しかったり、自分の置かれている状況が把握できなかったりして不安にかられ、同じことを何度も確かめようとします。

認知症は適切な治療を始めるのが早ければ早いほど、それだけ病気の進行を遅らせることが多い病気ですから、症状が進む前に病院を受診しましょう。

次のようなことがあったら、認知症の入り口に立っている可能性があります。

●同じ話を何度も繰り返す
●忘れ物や探し物が多くなる
●ついさっき電話で話した相手の名前がわからない
●「財布を盗まれた」などと、人を疑うことがある
●料理、計算、運転などでミスが目立つ
●テレビを見ていても内容が理解できない
●約束の日時や場所を間違える

●今日が何月何日かわからなくなる
●家の近所なのに迷子になることがある
●ささいなことで怒り出すようになった
●趣味や日課に興味を示さなくなった
●身だしなみに気を遣わなくなった

ひとつでも心当たりがあったら、できるだけ早く医師に診てもらってください。認知症の治療は、できればごく初期段階で、または、軽度認知障害（ＭＣＩ）の状態のうちにスタートしたいのです。

なぜ高齢者は同じ話を何度もするのか

そもそも、なぜ高齢者は同じ話を何度も繰り返して話すのでしょうか。

実は、高齢者の記憶は、すべてがダメになるわけではありません。ダメになるのは短期的な記憶です。「昨日、何を食べたっけ?」「さっき電話をした相手は誰だろう」など、最近の記憶から忘れていきます。

一方で、長期的な記憶は残りやすいようです。なかでも20歳前後の記憶がとくに残りやすいといわれています。戦前にならった教育勅語をすらすら暗誦する認知症のおじいさんがいますが、それがよい例でしょう。

また、何度もよく使っている記憶も忘れにくいようです。仲良しの友だちや子どもの名前などです。もっとも、若いときの記憶でとどまってしまい、孫を自分の子どもと思い込んでしまうこともあります。

「また同じ話をしているよ」と周りの人に言われても、怒ったりしないようにしましょう。高齢者が同じ話を繰り返すのは、あくまでも記憶の仕組みのせいであって、誰が悪いわけでもないからです。ネガティブな気分は認知症の予防や改善のためにもよくありません。

そして、「また同じ話をしてしまうかもしれない」と心配したり恥ずかしがったりして、話すことをあきらめるのは、もっとダメです。話したいことがあったら、遠慮しないでどんどん話しましょう。同じ話をしていると指摘されたら、その場でその話をやめればよいだけ。なによりも会話を楽しむ時間を大切にしてください。私はこれまで多くの患者さんの話を聞いてきました。患者さんのなかには、「私の話なんてつまらないでしょう」と言って、自分の話をするのを遠慮する人がかなりいます。

もちろん精神科医ですから、まずは仕事として患者さんの話を聞きます。でも、それだけではありません。患者さんの話を聞いていると、それぞれの人にそれぞれの「物語」が見えてきます。私は、ひとりの人間として患者さんの「物語」を知り、それを通して私自身の人間観や人生観を養ってきました。とくに高齢の患者さんの話には興味が尽きることがありません。年をとるということは、それだけ知識と経験を積み重ねているということなのです。

どんな人のどんな話にも、かならず気づきや学びの種が見つかります。何を発見するのかは、あくまで話を聞いている側の問題です。ですから安心して、どんどん自分の話をしましょう。嫌そうな顔をされたっていいじゃないですか。自信を持ってください。

たとえ同じ話を繰り返しても、いかにも楽しそうに機嫌よく話していれば、相手もなんだか楽しく、おもしろがってくれるものです。

散歩をするとき写真を撮る

「感情の老化」をほっておくとボケやすくなる

人は感情から老化します。

こう言うと、びっくりする人がいるかもしれません。老化といえば、物忘れがひどくなるとか、足腰が弱くなるとか、そんなことから始まるのではないかと思い込んでいる人は少なくないと思います。

ある統計によると、杖などを使わずに普通の速さで歩くことができる人の割合は、70歳以上の人でも9割を超えています。また、ある自治体で行われた高齢者を対象にした知能テストでは、知力を表す数値（知能指数）の平均は73歳まではは

100（世界中の人の平均値）を超えています。実際、大多数の高齢者は元気です。

足腰や知力よりも、もっと早く老化が始まるのが「感情」なのです。

人の脳はいくつかの領域に分かれています。そして、その領域ごとに果たすべき機能が決められています。そのなかで、人間の感情をコントロールしたり、自発性や意欲、創造性などを司るのが「前頭葉」です。

年をとると脳が萎縮するということは、よく知られていますが、すべての領域が一斉に萎縮するわけではありません。もっとも早く萎縮が始まる部位が前頭葉です。だいたい40〜50代頃から萎縮し始めます。

前頭葉が担っているのは、感情や意欲、自発性、創造性といった機能です。前頭葉が萎縮すると、感情のコントロールができなくなったり、自発性や意欲が減退していきます。まさしく「感情の老化」です。

感情の老化を放っておくと、認知機能も低下していきますし、姿勢や表情などの見た目も加速度的に老け込んでいきます。

つまりは前頭葉を鍛えて活性化させ、萎縮を遅らせればよいということになりますが、一体どうやって前頭葉を鍛えればよいのでしょうか。

前頭葉の鍛え方には、踏まえておきたいポイントがあります。

それは「入力系より出力系が肝心」ということです。

脳の各領域のうち、情報を記憶する「入力系」に関わるのが側頭葉です。それに対して、ため込まれた記憶、知識や情報をひっぱり出すこと、つまり「出力系」に関わっているのが前頭葉と考えられています。

だから、意識的に「出力」することで前頭葉の機能を活性化させることができるのです。

日記に書き「出す」ことからはじめる

何をすれば、脳の出力系を鍛えることができるのでしょうか。

私のおすすめは「日記を書く」ことです。いつもと違う出来事もなく、記憶に残るような事件もなかった平々凡々な一日を、あえて思い出して文章にする。日記を書くことで、効果的に「出力系」を鍛えることができます。

子どもの頃、夏休みの宿題で「日記」を書かされて苦労をした人は多いのではないでしょうか。海水浴、花火大会、虫捕り、旅行など、なにがしかのイベントがあればよいのですが、何もない日の日記ほど困ることはなかったはず。ましてや大人になると、たいていの人は、昨日とおなじような今日を過ごす生活を送っていると思います。

○月△日
散歩中、Aさんに会った。
Aさんと家庭菜園の話をした。
夕飯は餃子。おいしかった。

実になんでもない内容です。わざわざ日記に記録する必要はないかもしれません。けれども、日記を書くために思い出そうとしなかったら、何も残ることなく過ぎ去っていったでしょう。思い出そうとすれば、何かしら記憶から引っ張り出されるものです。

日記とは、書き「入れる」ものではなく、書き「出す」ものだと考えてください。意識して思い出すことで、脳の「出力系」のトレーニングとなり、前頭葉を活性化させることができます。

とはいえ、日記といえば「三日坊主」。休まず続けるのは難しい。そんな人には、出かけるときにデジタルカメラやスマートフォンを持っていくことをおすすめします。デジタルカメラやスマートフォンは撮影時の日時や場所も一緒に記録されますから、日記を付けながら写真を見返せば、撮ったときの気持ちや光景を自然に思い出すことができるはずです。

この方法を実際にやってみた患者さんからは「散歩が楽しくなった」「引きこもりがちだった祖父が外出するようになった」などという声をいただいています。

外に出て歩くことも非常に大切です。歩くことで足腰の老化予防になりますし、心臓のポンプ機能の強化にもなります。全身の血流がよくなりますから、脳にも十分な量の血液を送ることができます。くわえて、外出して日光を浴びると、「幸せホルモン」と呼ばれる脳内伝達物質が分泌されます。

ぜひ、デジタルカメラやスマートフォンを片手に散歩を楽しんでください。

運動は「昔とった杵柄」がいい

運動習慣は早いうちにつけておく

学校を卒業して以来、運動する機会が減ったという人は多いでしょう。それでも30代までなら、なんとか運動機能は維持されています。

でも、40代ぐらいからは、それも怪しくなってきます。小学校の運動会での保護者リレーで、お父さんたちがバタバタと転倒していくのも、もはや風物詩。転ぶ原因は明らかに筋力低下です。この頃から筋肉が落ち始め、自分が思っているよりも体が動かなくなります。

それでも60代くらいまでなら、それなりに体を動かせる人が大多数でしょう。

運動習慣をつけるなら、60代あたりが境目です。

ここで始めたかどうかで、その後の状況が違ってきます。というのも、70代に入ると体を動かすのが急に億劫《おっくう》になる人が多いからです。これは40～50代から始まる前頭葉の萎縮のせいで意欲が低下してしまうためだと思います。

運動というと、いきなりジムに通ったりジョギングを始めたりする人がいます。前から運動を続けてきた人ならともかく、あまり激しいものは避けたほうがいいと思います。

名古屋大学の研究グループによる研究で、（A）有酸素運動を行ったグループ、（B）筋力トレーニングを行ったグループ、（C）有酸素運動と筋力トレーニングの両方を行ったグループに分けて追跡調査をしたところ、（A）の有酸素運動のみを行ったグループは記憶力テストの点数が上がりましたが、他の2グループはそれほど上がりませんでした。

認知機能向上には、筋トレではなく、有酸素運動が効くということです。

また、同調査では、すでに記憶力低下が始まっているグループと、まだ記憶力低下が見られないグループとに分けた比較検証も行いましたが、記憶力低下がすでに始まっているグループでは有酸素運動の効果は見られませんでした。つまり、記憶力低下などの症状がまだ出ていないうちに始めると効果があるということです。

とくに高齢者は、体に負荷をかけすぎると、逆に弱ってしまいます。それに、思いのほか体が動かないといって自信を失って続けることができず、結局、三日坊主で終わってしまうかもしれません。なにより、激しい運動は体を酸化させたりして、老化を進めてしまいかねません。

よっぽど体力に自信がある人でないのなら、最初は、ゆるい運動から始めましょう。

高齢者が日常的に身体を動かすのに最適なのは、やはり「散歩」です。無理をせず自分のペースで続けることができます。

また、外に出て太陽の光を浴びながら歩くことで、神経伝達物質のセロトニンが体内で合成され、セロトニンは夜になるとメラトニンになります。幸せホルモンと呼ばれるセロトニンが増えると心が安定し、意欲が増します。メラトニンは睡眠ホルモンと呼ばれ、夜ぐっすり眠ることができます。

「若いころのアレ」をまたやってみよう

学生時代にやっていたテニスやスキー。サラリーマン時代にやっていたゴルフ。接待ゴルフに付き合わされただけだとしても、それなりの腕前になっているはず。もしそんなスポーツがあるのなら、ぜひまた始めてみてください。「もう年だから」と引退する必要はまったくありません。

中高年になってから新たにスポーツを始めるのは、なかなか難しく敷居が高いと思いますが、以前やっていたスポーツならば、楽しさもコツもわかっていますし、再び始めやすいのではないでしょうか。

体に負担をかけたくないが、何か新しいことをしてみたいというのであれば、ヨガや太極拳はいかがでしょうか。自治体が開いている中高年向けのヨガ教室や太極拳教室は参加しやすいと思います。ゆっくり動くと身体の酸化がしにくいからです。

爽快感、達成感、連帯感など、身体面のみならず精神面でのスポーツの良さは皆さんご存じのとおりです。それ以上に、私は、高齢者がスポーツを楽しむことで「私はまだまだいける」と自分を肯定できることに大きな意味があると思っています。ポジティブな精神状態は認知症予防においても、老後の人生の幸福という点でも、はかりしれない効果があると思うのです。

たとえ、そのスポーツが若い頃に「かじった程度」のものであっても、ぜひ再チャレンジしましょう。

エピソード記憶を書き出す

脳にとっていいのは、「既製品の脳トレ」ではない

すでに別の項で述べていますし、私は折あるごとに、脳トレは認知症予防にはほとんど有効ではないという話をしています。

理由は主にふたつあります。

ひとつは、脳トレを続けても脳全体が活性化するわけではないということ。脳トレをすると、確かにその種目の点数は上がりますが、ほかのテストの点数は上がりません。つまり、脳トレをしてもその問題を解く機能が強化されるだけで、限定的な効果しかないということです。

もうひとつの理由は、つまらないことをしても脳は活性化しないということ。いやいややっても、たいした効果は望めません。脳が活性化するのは、楽しいことをやっているときなのです。

私は脳トレのすべてを否定しません。脳トレのなかにも認知症予防に効果的だと思われるものもあります。

たとえば、自分の「過去の体験の記憶」を思い出すこと。

「過去の体験の記憶」は「エピソード記憶」といわれます。「いつ」「どこで」「どんなことがあった」「どんな気持ちがした」といった個人の記憶です。それに対して、個人の経験とは関係ない、知識や情報の記憶を「意味記憶」といいます。

とくにアルツハイマー型認知症では、早期の段階から「エピソード記憶」の障害が始まります。ですので、自分の「過去の体験の記憶」を思い出して書き出すことは、認知症予防のための立派な脳トレになります。

過去の出来事を思い出して、ノートに書き出してみましょう。

子ども時代や昭和の思い出をクイズにして答えるのもいいでしょう。

昔好きだった歌を書き出して、一緒に歌ったりするのもいいかもしれません。

大きな声を出すことは脳の活性化につながりますし、ストレスの解消にもなります。

音楽を使ったやり方は「音楽療法」といって、認知症予防への効果が期待されています。昔よく聞いた音楽は「記憶の扉を開けるカギ」ともいわれているくらいです。きっと、歌を歌うことで「その歌を聴いていた頃の古い記憶」や「当時の心境」が呼び起こされたりするからかもしれません。

すべての記憶は蘇らないが……

加齢とともに、どんな人でも記憶は想起しにくくなります。認知症を発症すると、「エピソード記憶」の「想起力」の低下が目立つようになります。そして、この症状が改善する可能性は残念ながらとても低いと言わざるをえません。

しかし、症状の進行を遅らせることはできます。

過去の出来事を思い出して、ノートに書き出す――やることはシンプルですが、ひとりで昔のことを思い出すのは、それはそれで大変な作業です。ぜひご家族と一緒にやってみてください。

たとえば、奈良に家族旅行に行ったときの記憶を書き出してみることにします。当時はまだ幼かった息子が鹿を怖がって泣き出したこと、東大寺の大仏の実物を初めて見上げたことなどを思い出して、紙に書き出します。そのメモを見ながら、子どもや孫たちと一緒におしゃべりするのはきっと楽しいでしょう。

もし手もとに旅行中の写真があれば、もっと話が盛り上がるに違いありません。人と話すことで、次から次へといろいろなことが思い出され、思いもよらない古い記憶まで蘇るかもしれません。

認知症予防のためにはアウトプットすることが重要です。紙に書き「出す」作業が脳を活性化するトレーニングになります。

子どもや孫とのコミュニケーションはどうしても減りがちですから、認知症予防の脳トレに付き合ってもらうのをきっかけにして話をする機会が増えれば、一石二鳥です。

あるいは、自分自身の子ども時代の記憶を書き出してみます。

子どものころ住んでいた場所。どんな村や町だったのか。山の中だったのか、海のそばだったのか。どんな家に住んでいたのか。親や祖父母、兄弟はどんな人だったのか。遊んでいた友だちはどんな人だったのか。どこで何をして遊んでいたのか。通っていた学校の様子はどんなだったのか……。

記憶のすべてが蘇ることはないでしょう。それでも、ひとつふたつであれ忘れていた記憶を思い出すことができて、そしてそれを子どもや孫に知ってもらうことができれば、とても意味のある会話になるだろうと思います。

フランスの文豪、マルセル・プルーストの小説『失われた時を求めて』に、紅茶にひたしたお菓子のマドレーヌの香りが主人公に幼い頃の記憶を劇的に蘇らせるという有名な場面があります。

こんな劇的な記憶の想起はめったに起きないでしょう。

それでも、過去の記憶を思い出して、書き出し、それについて親しい人たちと話をすることで、何かのきっかけになったり、楽しく過ごすことができれば、とても有意義な時間になるのではないでしょうか。

「記銘力」の復活には受験勉強のリトライが効く

普通のもの忘れと認知症のもの忘れは違う

「顔は思い出せるのに、あの人の名前が思い出せない」

「今日、会う約束をしてたのを忘れちゃった！」

みなさんもよくあることだと思います。

こういう「人の名前やものを置いた場所を思い出せない」のは、年齢や認知症の有無に関係なく起こる、普通の「もの忘れ」です。

一方、中等度以上の認知症による「もの忘れ」は違います。

「昨日、知人に会ったことを覚えていない」

「食事を取ったかどうかがわからない」

このような日常生活の体験自体を忘れてしまうのが認知症のもの忘れです。ほかにも、「同じ話を繰り返す」「日付や曜日、場所がわからなくなる」「忘れたという自覚がない」などの記憶障害は軽度のうちから出現する症状です。

さらに、「趣味をしなくなった」「頭がぼんやりしてすっきりしない」「疲れやすくて元気がない」といった気持ちの面の変化もあるようです。もし、こうした様子が見られたら、軽度の認知障害も疑われますので、病院での検査をおすすめします。

「記銘力」復活も昔取った杵柄で

認知症のもの忘れは、医学的には「記銘力《きめいりょく》障害」と呼ばれます。聞き慣れない言葉ですが、「記銘力」とは、新しく体験したことを覚えて保持する能力のことです。記銘力の低下が起きるのは、認知症の人ばかりではありません。

認知症では、記銘力の低下の原因は、ほとんどの場合、脳の海馬の機能低下です。

海馬は、パソコンにたとえれば「メモリー」のようなもので、入力された情報を一時的に保存する機能を持つ部位です。海馬が委縮すると、新しく情報を書き込むスペースが狭くなり、記憶として定着させることができなくなるのです。

記銘力の低下を完全に抑えるの難しいとされています。しかし、若い頃に比べると記銘力は落ちるかもしれませんが、実は、記銘力が完全に失われるわけではありません。認知症の人も含めて「年寄りは新しいことを全然覚えられない」という世間の見かたは明らかに間違っています。

トレーニング次第で一定レベルの記銘力を維持することは不可能ではありません。そもそも、若い人に「年だから」「認知症だから」と言われるままでいるのも悔しいですよね。

記銘力の維持に必要なのが「反復」です。

記銘力は「記銘↓再認↓再生」というサイクルを反復することで、改善する可能性があるのです。

私は長年、大学受験合格のノウハウを研究して、受験対策本を多数執筆し、べストセラーを何冊も出してきました。医大や名門大学受験のための通信教育も主宰しています。この経験からはっきりいえるのは、反復や音読が、知識の記憶に大きな効果があるということです。

さて、新しく何かを覚えるのが少々億劫になってきたと感じたら、こんなトレーニングはいかがでしょうか。

学生時代、一生懸命に覚えた年号や英単語を新たに暗記するのです。年号も英単語も、まさに昔取った杵柄。もういちど思い出しながら覚えていくうちに、以前とは違ったおもしろさや楽しさを感じるはず。

たとえば、遣唐使の廃止は西暦何年？

そうです、８９４年です。「白紙に戻そう遣唐使」という語呂合わせが頭に浮かんだ人も多いのでは。

では、平清盛が太政大臣に就任したのは何年？

「いい胸毛の清盛大臣」だから、１１６７年ですね。

意外と覚えていたという人もいるでしょうし、ヒントを聞いてやっと思い出す人もいるでしょう。

最近の教科書を読んでみるのもいいでしょう。昔の教科書とは内容がいろいろと変わっています。「あれ？」「え！」「へえ！」という驚きがあるはずです。たとえば、以前の教科書では、鎌倉幕府の成立は「いい国作ろう鎌倉幕府」で1192年でしたが、今の教科書では1185年とされています。大化の改新は「邪魔なムシ殺して大化の改新」で645年だったのが、今では646年です。

年号だけではなく、たとえば、「聖徳太子」は「厩戸皇子《うまやど》」と教えられています。どこが違うのか、なぜ変わったのかをインターネットで調べるのもおもしろいかもしれません。

また英単語も、あれだけ子どもの頃に勉強したのですから、ちょっと勉強すれば意外とすんなりと思い出せるはずです。いまさら海外旅行と思うかもしれませんが、英語を思い出すと、海外に行きたくなるかもしれません。

記銘力を鍛えたいなら、「新しいことを覚える」ことが肝要です。覚える過程で、新たな好奇心や興味を持つことは、脳の活性化にいちばん効果的です。あれだけ一生懸命にやった勉強を、この年になってから、あえてもう一度、活かしてみてはいかがでしょうか。

「睡眠」を大切にしましょう

睡眠不足と認知症は切っても切れない関係

よい睡眠はとても大切です。規則正しい食生活と定期的な運動と並んで、体の健康にも心の健康にも不可欠なのが、よい睡眠です。

それは認知症との関係についても同じです。いえ、もしかしたら、認知症予防について考えるとき、いっそう大切なことではないかと私は思っています。

質のよい睡眠をしっかりとること、そして、睡眠不足にならないことこそが、加齢による脳の衰えを防ぎ、認知症と老人性うつの発症・進行をおさえる最良の方法だからです。

それなのに、私たち日本人の睡眠時間は、年々短くなっています。

厚生労働省の調査によると、睡眠時間が6時間未満の人は、2007年は30%以下でしたが、2019年には40%にまで増えています。これからさらに増えそうな勢いです。

OECD（経済協力開発機構）が2018年に行った調査では、加盟33カ国中、日本がもっとも睡眠時間が短いことがわかりました。日本は世界有数の「短眠民族」なのです。

認知症と睡眠の関係を簡単に説明しましょう。

私たちが眠っているあいだも、脳は活動しています。睡眠中、脳内を脳脊髄液が循環し、たまった老廃物を脳外に排出しているのです。

睡眠が不足すると、アミロイドβが蓄積していきます。アミロイドβとは、アルツハイマー型認知症の原因物質とされるもので、脳内で作られるタンパク質のひとつです。

睡眠時間と認知症の関連に関しては近年、研究が盛んに行われています。アメリカで行われた研究では、65歳以上の約1000人を追跡調査し、「十分に眠れない」と回答した人は5年後に認知症を発症する人が多いという結果が出ました。

最近もイギリスで、８０００人近い人を50歳の時から約25年間、追跡調査した研究が発表されています。それによると、平日の睡眠時間が6時間以下の人は、通常7時間の睡眠をとる人よりも約30年後に認知症と診断される割合が30％程度高いことが判明したのです。

また、偉人にはショートスリーパー（6時間未満の短眠者）が多いと言われます。有名なところでは、ナポレオンや発明家エジソンでしょう。

アメリカのレーガン元大統領やイギリスのサッチャー元首相も、若い頃から睡眠時間は4時間ほどだったと伝わっています。この2人については、「睡眠負債」（慢性的な睡眠不足）のツケが、後年、認知症発症の原因になったとも考えられなくもありません。

私自身は、若い頃から、どんなに忙しくても6～7時間の睡眠はとるようにしてきました。今は5～6時間と減っていますが、かわりに昼食後1時間の昼寝をすることにしています。

よい睡眠こそ健康、長生きへの近道

年をとると、どうしても睡眠時間は短くなってしまいます。年とともに、途中で目が覚める、朝早く目が覚める、眠りが浅くなるなど、睡眠時間のリズムが変化します。

睡眠が短くなる理由はいろいろと考えられます。

まず、高齢者は不安やストレスが大きくなり、眠りが浅くなるとも言われています。

さらに、認知症になると体内時計を調節している神経系の変性が生じて睡眠障害が起きます。日中の活動が低下することで光を浴びる時間が減ってしまい、ますます質のよい睡眠がとれなくなるようです。

質のよい睡眠を十分な時間とるためには、どうすればよいのでしょうか。

いちばん効果があるのは、「日中、適度な運動をする」ことです。自分は運動不足だと感じているなら、1日30分ほどの有酸素運動をおすすめします。「有酸素運動」といっても、難しく考える必要はありません。家の周りを気ままに散歩するだけで十分です。

私はもともと運動が苦手で、50代前半までほとんど運動をする習慣がありませんでした。それが、50代後半から1日30分ほどは歩くようにしたところ、驚いたことに、糖尿病などの数値が改善しました。さらに、夜、とてもよく眠れるようになったのです。

「適度な運動」は、とてもありふれた方法ですが、よい睡眠をとるための最適な方法だと太鼓判を押したいと思います。

それから、意外かもしれませんが、よい睡眠のためには「朝の過ごし方」が重要です。まず「朝の光を浴びる」こと。朝日を浴びると、脳内物質のセロトニンの分泌が進みます。それとともに、睡眠ホルモンであるメラトニンもたっぷりつくられるのです。

そして、「朝食をしっかり食べる」こともおすすめします。朝食を抜くと、自律神経が変調を来たし、不眠に陥りやすいからです。むろん、昼食、夕食も決まった時間に食べるに越したことはありません。それと食事のバランスも大事です。

さらに、もうひとつ。年をとると、どうしても夜間に起きてトイレに行く回数が多くなります。トイレの失敗という経験があると、不安感が強まり眠りが浅くなって、何度も目を覚ましてしまうことがあるようです。ですので、就寝前には必ずトイレに行っておきましょう。トイレに行ったという安心感でしっかり眠ることができるかもしれません。

また、寝つきが悪いからといってアルコールに頼るのは禁物です。寝酒が習慣化すると、しまいにはアルコール抜きでは眠れなくなります。それが、やがてアルコール依存症を招くこともあるのです。

では、理想の睡眠時間はどれくらいなのでしょうか。

認知症予防のためには、相応の睡眠時間が必要です。睡眠時間よりも睡眠の質が大事だとする説もありますが、近年では、ある程度の睡眠時間を確保しないと脳の休息がとれないということが判明しつつあります。

ただ、「何時間寝ればよいのか」については、まだはっきりと解明されていません。個人差もあります。それでも1日6時間以上は睡眠をとるように心がけましょう。

「脚力」は認知症発症と深い関係がある

若い頃から絶対にやってほしい

年をとると、体の衰えが下半身からやってきます。そうこうしているうちに足腰が弱ってしまい、ひとりで立ち上がれなくなり、歩けなくなります。生活するのに他人の手を借りなければならなくなります。

問題は、歩けなくなる不自由だけではありません。車椅子で移動するようになり、やがて寝たきりになると、体全体の機能が落ちていくのです。

「脚の健康」は、健康で幸せに生きるためにもっとも大切なことなのです。

脚の健康のために、高齢者と言わずに若い頃から欠かさずにやってほしい習慣があります。「散歩」です。

とくにここ最近、コロナ禍が長引くなか、外出を控えたり、リモートでの仕事になったりして、まったく外に出かけなくなったという話を聞きます。私の患者さんでも、引きこもってしまった高齢の人はみんな体が弱ってしまって、もうボロボロといっていいほどの状態になっていました。

脚を鍛えることは本当に大事なことなのです。毎日の散歩習慣を続けるか、やめてしまうかで、筋力はもちろんのこと、「生きる力」にも大きく影響してしまいます。

足を鍛えることの大切さについて、登山家の三浦雄一郎さんは本にまとめています。

三浦さんは、70歳、75歳、80歳で通算3度のエベレスト登頂に成功しました。さらに86歳になってアンデス山脈最高峰のアコンカグアに挑んだ、まさにシニアの星と呼ぶべき人物です。

さぞや若い頃からストイックに体を鍛えて絞り上げてきたのではと思いきや、三浦さんは自分のことを「どちらかというとズボラでナマケモノ」と言います。

食べ過ぎ、飲みすぎはしょっちゅうで、雨が降ったらトレーニングもサボっちゃうというのです。

そんな三浦さんですが、どうして若者顔負けの体力、気力を保っていられるのでしょうか。その秘訣は「年齢を気にせず、何歳になっても新しい目標を持つ」ことだと言っています。

三浦さんは、50代半ばでプロスキーヤーを引退した後、暴飲暴食のせいで激太りしてしまい、あと数年で人工透析を受けることになるだろうと医師から宣告されたそうです。しかし、なんと65歳のとき、三浦さんは「5年後、70歳でエベレストに挑戦しよう！」と思い立ちます。目標を得た三浦さんは俄然やる気になり、試行錯誤しながら「攻める健康法」を実践。そのなかのひとつが「歩くこと」でした。そして、２００３年、70歳の三浦さんは世界最高峰エベレストの登頂を果たし、大願を成就したのです。

朝の散歩は楽しんで習慣にしていく

いままで散歩をする習慣がない人にとって、毎日続けることは簡単なことではないでしょう。三日坊主になるのは目に見えています。

そんなとき、散歩をする「目標」を持つことをおすすめします。三浦さんのように大きな目標でなくてもよいのです。たとえどんなに小さくても「目標を持つこと」によって散歩を続けることができるはずだからです。

たとえば、歩いた距離・時間を記録すること。記録を見返しながら、「こんなに続けられた」「少しずつ歩行距離が伸びている」など、自分の頑張りを目で確認しているうちに楽しみが生まれて、モチベーションがあがります。最近は、「運動時間」「距離」「カロリー」「心拍数」などを記録するアプリもあるようです。

また、飼い犬と一緒に散歩をするのもよいでしょう。なんといってもペットの癒し効果は抜群です。家族でも愛犬でも、散歩仲間がいると散歩が楽しくなって、やはりモチベーションがあがります。

ただし、ひとつだけ心に留めておいてほしいことがあります。歩く歩数についてです。よく「1日1万歩」と言われますが、そこまで頑張る必要はけっしてありません。

私自身も、以前は移動に車を使っていて、まったく歩いていませんでした。今は意識的に歩数を増やしてはいますが、とても1万歩には届きません。最低でも1日3000歩は歩こうとせいぜい意識している程度です。でも、これで十分だと思っています。

年をとって外出が億劫になり、それなら家の中で脚を鍛えればいいじゃないかと考える人も多いかもしれません。

それでも私は散歩をすすめます。室内で運動するよりも屋外の運動のほうが望ましいからです。なぜなら、日光を浴びると「幸せホルモン」と呼ばれるセロトニンが分泌されるからです。

年齢を重ねると、セロトニンの分泌量は減っていきます。セロトニンが減ると、憂うつな気分になることは知られています。さらに悪化すると老人性うつという病気になってしまいます。それにもっとも効果がある対策が「たんぱく質をたくさん摂ること」、そして「日中によく日光を浴びること」なのです。それも朝に浴びると、セロトニンがよく分泌されて、気持ちがいっそう明るくなります。

ですので、朝まだ街が静かな時間に、ゆったりした気分で歩きましょう。体にも心にもよいのはもちろんですが、早朝の街は普段と違う顔をしています。そんな特別な朝の時間に歩きながら、新しい発見や思いもしない感動を見つけることができるかもしれません。このワクワク感がとても大切だと思いませんか。

第4章

高齢者の健康をスポイルし、生きにくくしている世の中

「上機嫌なまま逝く」に立ちふさがる壁

一汁一菜は筋肉量を落とし「寝たきり」になる!

私は自分の死について、いまのところ具体的なイメージを持っていませんが、多くの人は家族などに見守られながら、穏やかに命の終わりを迎えたいと思うのではないでしょうか。見守る人も、見守られる人も、優しい笑顔であれば、これほど「納得できる死」はありません。まさに「ニコニコソロリ」です。

しかし、それを達成するためのハードルはけっして低くありません。まず、心得ておきたいのは、寝たきりにならないことです。

もちろん、寝たきりなったとしても「ニコニコソロリ」が不可能なわけではありません。自分の健康状態や病状を正しく見極め、置かれている状況を冷静に判断することで、自らの生と死を安寧な気持ちで迎えられる選択肢は必ずあるはずです。

ただ、より幸せな「ニコニコソロリ」を求めるならば、活動の量と質が制限される「寝たきり」は避けたいところです。

ポイントはまず、食にあります。たんぱく質の摂取に欠かせない肉食の重要性を述べてきましたが、併せて指摘したいのは粗食の弊害です。

ロシアのウクライナ侵攻などによって世界的なエネルギー不足と物価高が続いています。当然、日本の高齢者への影響も大きく、多くの年金暮らしの高齢者がテレビのインタビューなどで、自衛策として「食費を切り詰める」と回答している姿が目立ちます。

政府・日銀の無策とも思える「ゼロ金利政策」の長期化によって高齢者は大きな経済的な負担を強いられています。先進国にあって、高齢者が「満足に食を楽しめない」状態は失政以外のなにものでもありません。政や官がダメなこの国では個がしっかりしなければ、健康も安心も保証できないのです。

体は食べたものから出来ているのですから、日々の食費が限られている場合は、摂取カロリーを十分、念頭に入れて食材を調達することが重要です。

「年をとったら胃腸に負担を与えない、さっぱりしたものでいい」といった誤情報に振り回されず、一汁一菜などの粗食はやめましょう。

栄養不足になると、必ず筋肉量が減り、体力と運動機能も低下します。精神的にも意欲減退は避けられず、それは「寝たきり」になる危険信号です。

おいしい物が「上機嫌」をつくる

もし、血糖値やコレステロールの値を気にして、食を制限しているとしたら、それも認知症を呼び込みやすい「食」になります。心臓などの循環器に深刻な影響を及ぼす過度の「肥満」は要注意ですが、「少し太っている人のほうが健康」が現在は世界の常識になっています。

ダイエットなどは論外で、むしろふつうに食べているのに体重が減ってきたときは、要注意です。それが「おいしい物、好きな物」を我慢している結果だとしたら、明らかに間違った食べ方をしています。

食べ方に関連して、動脈硬化を気にする高齢者も多くいますが、血圧が１５０とか１６０くらいで血管が破れ、脳卒中になる人が続発したのは昭和30年とか40年代の話です。それ以降、日本人の血管は強くなり、それくらいの血圧では、血管は簡単には破れなくなりました。

それは栄養豊かな食生活によって、血管が強くなったことにほかなりません。糖質や脂肪をあまり気にせず、おいしい物を我慢しないで食べることが「寝たきり」予防になり、「ニコニコソロリ」につながるのです。

健康を求める「我慢の生活」が認知症の引き金に！

食べることまで「我慢」がいまの風潮

「やりたいこと、好きなこと」が脳に刺激を与え、それが認知症の予防になる、とわかっていても「それが見つからないのです」と暗い顔をする高齢者がいます。それは私が数え切れないほど多くの高齢者と接してきた経験からもわかることで、「最近、楽しいことがありましたか」と質問をしても、こう答える人が少なくありません。「先生、毎日同じことの繰り返しですから、そんな楽しいことはありませんよ。みんな同じじゃないですか」

不思議なことに、そう答える高齢者はおしなべて体は健康なのです。もちろん、多くの人は高血圧などの持病を抱えていますから、何種類も薬を飲んでいるのですが、深刻な体の不調を訴えることはありません。

にもかかわらず、どこか表情が冴えず、暗い顔になりがちなのは自分自身で「健康のための我慢」を強いているからなのです。

先日、テレビであるタレントの方が、自らの健康法として「腹六分」の食事を説いていました。「腹八分」は聞いたことがありますが、「腹六分」はいかにも少ない気がします。20歳前後の女性が、ダイエットのために食事の量をコントロールしたい気持ちはわかりますが、中年以降の人が極端に食事の量を制限することは、健康上、大きなマイナスです。

たしかに、「もう一口も入らない」とお腹をさするほど食べることは胃腸への負担が大きいかもしれません。しかし、ほんとうは「もう少し食べたい」と思っているのに、我慢してしまう人が高齢者にも少なくありません。

それは一にも二にも「健康のため」「病気になりたくないから」という理由なのですが、我慢を続ける生活は、けっして健康で明るい暮らしとは結びつきません。体は健康なのに気分は暗いのですから。

高齢者の暮らしぶりを聞いてみると、その日々はまるで「我慢の連続」で、我慢が暮らしのルーティンのようになっています。たとえば、こんなぐあいです。

暮らしの中にこんなにたくさんある「我慢」

・大量の炭水化物は体によくないから、ご飯は一膳にする。
・砂糖は体内脂肪を増やすから、おやつの甘味は1日おきにする
・濃い目の味噌汁が好きだけど、血圧が気になるので薄口にする
・寿司は醤油をたっぷりつけたいけど、家人に注意されるから我慢している
・天ぷらそばが好物だけど、コレステロールが気になるので衣は少し残す

食生活以外でも「我慢の生活」は続きます。
・酒を控えましょう、と医者にいわれたので週に2回と決めている
・「90歳の愛煙家もいる」と思いながら節煙を心がけている

・運動嫌いなのに毎日１時間のウォーキングを家人につき合わされている
・Ｈな動画を見たいけど〝自主規制〟して、こっそり鑑賞している

「そんなに我慢しても長生きするとはいえません」

医者としてあえてそう言いたいのです。自分の欲望を制限しなければ生活は楽しくなり、当然、脳は生き生きとしてきます。さらに、いろいろと免疫機能が高まり、がん予防にもなります。それが認知症予防にとって、大きな効果をもたらすのですが、それがまだ理解されていません。

その原因となっているのが、前でも述べた過度の「健康ファースト」の考え方です。とくに食生活ではコレステロールと血圧の値に一喜一憂するあまり、自分が食べたいものを我慢する〝悪しき習慣〟が続いています。

「健康な数字」をクリアして認知症になる愚かさ

気分をアゲ、脳も元気にさせる「食」とは

では、本当に日本人はそこまで塩分の摂取量を我慢しなければいけないのでしょうか？　正確なデータが存在しないので推論になりますが、日本人の食における塩分はかなり低下していると思えます。米飯の減少に伴って、漬物が食卓に乗る機会は減り、味噌汁も昭和初期より飲まれなくなっているのではないでしょうか。

それなのに、毎日の食事で塩分の量に気を使い、暗い気持ちで食事をしていたら、それこそ脳は生気を失ってしまいます。その食生活は健康と引き換えに、認知症へのリスクを高める行為、とも考えられます。

私の知人に、上の血圧が160を超えたのをきっかけに降圧剤を飲んでいる人がいました。医師の指導で降圧剤の量を徐々に減らし、並行してかなり厳しい塩分制限を行っていました。お酒も好きだったので酒量も少なめにしたのですが、70歳の誕生日を迎え、こう思ったそうです。

「自分や家族のために健康は大事だが、節制節制では息がつまってしまう」

そこで彼は「塩分を我慢したご褒美の日」を月に1回、設けました。場所は以前、会社帰りに通っていた駅前の焼き鳥屋。大好物の鶏皮に「塩多めで」と注文し、粗塩がたっぷり振られた鶏皮とビールを楽しんだそうです。

そんな生活を半年以上、続けましたが、血圧の値に大きな変化はなかったと彼はうれしそうな顔をしていました。もちろん、個人差がありますから、血圧の値が極端に高い場合は別ですが、ときには「我慢の鎖」をはずして、食を楽しむことが、脳に対して「好きなこと、やりたいこと」と同じ効果をもたらすはずです。

「1日の塩分摂取量はどれくらいがいいと思いますか？」

高齢者にこう尋ねたら、ほとんどの人が7とか8gと答えるような気がします。大きく数字をはずさないのは、それだけ健康や食生活に気を使っている表れですが、そこには数字に関する日本人特有の気質があります。これは高齢者に限ったことではないのですが、日本人は健康に関係する「数字」を気にしすぎるきらいがあるのです。

先に述べた塩分摂取量の目安も「1日男性7・5g未満、女性6・5g未満」という数字がクローズアップされ、「塩分摂取は控えめにする」という意識が高齢者に植え付けられています。それ以外にも「玉子は1日1個まで」「肉は1日に最低でも100g以上」「野菜は1日350g」といった食生活から「ウォーキングは5000歩が目安」「ストレッチは毎日10分」などの運動に関するものも含めると、まるで生活が「数字を中心に回っている」ように感じるのです。

しかも、多くの高齢者はこの数字をできるだけ守ろうと頑張ります。そして、我慢する気持ちがより強くなってくるのです。しかし、世界中の統計調査では、一番長生きしている人たちの塩分摂取量は10〜15gでした。

「我慢」はしばしば生きる楽しみを奪う

数字は、ときに「目標値」に置き換わります。「玉子は1日に1個にしよう」「ストレッチは必ず10分間、続けよう」と数字をクリアすることが目標になってきます。もちろん、毎日の食生活や運動に気を配ることは健康・長寿に役立つこともあります。認知症に関しても、発症する時期や発症後のスピードを遅らせるために、規則正しい生活を送ることは必要な要素という人もいます。

ただし、ただ数字をクリアするために「こうあるべき」「かくあるべき」的な考えが強すぎてしまうと、生活そのものが息苦しくなり、楽しさや喜びとは縁遠い暮らしぶりになってしまいます。それはつまり認知症へのリスクファクターを増やすことにほかなりません。

日々の生活の中で健康・長寿を目指すことに異論はありません。食事や運動に意識を働かせ、生活の質を高め、それを維持するように家事に工夫をこらすことは、前でのべたように、それ自体が有効な「脳トレ」になります。

その中で数字を一つの目標設定にすることは意義のあることですが、数字にとらわれすぎて、生活そのものがまるでトレーニングのようになってしまうのは、逆効果でしかありません。

ストイックよりエピキュリアン

数字にこだわる背景には日本人特有の勤勉さ、几帳面さという気質が影響しています。真面目で几帳面な性格は、いったん目標を設定するとそれを可能な限り達成しようとします。もちろん、それは人としての長所なのですが、「数字をクリアしなければならない」という思い込みは、生活に我慢を強いるのです。

そこには「ストイックな生き方」も大きく影響しています。ストイックとは自分を律し、自己の欲望をコントロールすることですが、現在では目標に向かって継続的、集中的に行動することです。

日本人は、「ストイックな生き方」を好み、特にイチローさんのようにプロのスポーツ選手がストイックに目標を追いかける姿勢を高く評価する傾向があります。そこに清々しさや清廉さを感じるのでしょう。

この考え方が、日常生活にも影響し、無意識のうちに自分自身にもストイックな生き方を求める人が少なくありません。ストイックに「甘いものは控えめに」

「お酒は2合まで」「オムレツのタマゴは2個まで」「煮物は薄味で」……。ストイックという名の禁欲的な食生活は数え上げたらキリがないのです。

ストイックの対極にあるのがエピキュリアンです。少々、硬い話になりますがこれはギリシャ哲学のエロス学派に由来する言葉で、日本語では「快楽主義」と訳されます。言葉の印象では欲望のまま、好き放題に生きる姿を思い浮かべますが、本来は快楽を得ることで幸せになるという思想です。

この場合の快楽は、野放図な快楽の追求ではなく、困難や我慢から解放された先にある「快楽」であり、「快適さ」「心地よさ」と解釈できるかもしれません。食を含めた日常の困難さや我慢を解放し、心地よい暮らしを求めることです。

それは、言い換えれば「好きなこと、楽しいこと」の実践であり、脳の活性化につながる生活です。数字に振り回されるような生活にオサラバして、もっと快楽的に生きてみましょう。

高血圧の人が対面する「塩分の壁」

すべての弊害は「メタボ健診」から始まった

これまで自身の著書でも紹介してきましたが私は長年、血圧の値が高いままで推移しています。

最も高い時期では、上の値が220mmHg（以下、単位省略）くらいあったのですが、さすがにこのままでは危険だと判断し、降圧剤の使用などによって現在は160くらいでコントロールできている状態です。

一般的に、血圧は130を超え、140くらいになると病院に行くか悩む人が多いと思います。これはたぶんにTVコマーシャルの影響で「130過ぎたら」

と連呼されていたため、不安を感じる人も多いはずです。

しかし、いくら130といっても、そこに対象の年齢は明らかになっていません。20代の130と60代、70代の130とでは、当然、意味合いは異なり、60歳以降に130を超えていても深刻な問題になることは稀です。

そもそも血圧に「正常値」なるものが存在するか疑問なのですが（年齢、病歴などによる個人差が大きいと考えられます）、1960年代には「年齢プラス90」という数字がひとつの目安になっていました。主に医学生向けに編纂された『内科診断学』という書物で明示された計算法で、その算出法なら60歳の場合、150が「問題とはならない値」ということになります。

70年代以降になると、さまざまな団体が血圧の「正常値」を発表するようになります。WHO（世界保健機関）は78年に最高血圧160以上を「高血圧」としていました。しかし、99年になるとWHOと国際高血圧学会は140以上を高血圧と定義するようになります。

国内でも2000年に日本高血圧学会が140以上を高血圧と定義し、しだいに高血圧に対する基準が厳しくなってきます。この流れを決定づけたのが２００８年に厚生労働省が始めた特定健康診査でした。40歳から74歳までを対象にしたこの調査は、メタボリックシンドロームや糖尿病、高血圧などの生活習慣病を早期に発見することが主たる目的でした。

別名「メタボ健診」という名称で話題になったのですが、この健診で血圧が１３０以上で特定保険指導の対象となったのです。その後、２００８年の統計ではこの年の高血圧症の患者数は７９０万人以上に達し、全国的に降圧剤の処方数が伸びたといわれています。

年々、減少している日本人の塩分摂取量

このような背景もあって、高齢者でも血圧が１４０前後の値に神経を使うようになり、日本の食卓では極端とも思えるほどの「塩分控えめ」が定着したのです。現在、しょう油などの調味料には「塩分控えめ」をアピールした商品が増えていますが、それくらい日本人の食から塩分が少なくなっています。

厚生労働省が『日本人の食事摂取基準２０２０版』で示した1日の塩分摂取量の基準は男性７・５ｇ未満、女性６・５ｇ未満です。

たしか、少し前までは８ｇ未満が目標だったはずですから、ずいぶん厳しい基準になっています。

地域差はありますが、塩分が規制される前、日本人の摂取量は1日に10ｇはあったという説もあるくらいですから、「塩分控えめ」は日本人の食にかなり浸透していると考えられます。

しかし、それでも日本高血圧学会では6ｇ、ＷＨＯは5ｇ未満を目標にしているのですから、これから先も塩分規制はさらに厳しくなると考えられます。

「意識障害」を起こす「せん妄」の実態とは？

寝とぼけた状態、「せん妄《もう》」とは

意識障害とは意識の状態や覚醒の度合いが、ふだんとは異なる状態をいいます。

「寝とぼけた状態」といえば、イメージしやすいかもしれません。

子どもが夜中に目を覚ましたり、無理に起こしたりしたときに、いい加減な返事をすることがあります。また、翌朝そのことを聞いてみても覚えていないこともあります。これらが意識障害の状態で、ふだんの生活ではあまり目にすることはありません。

しかし、臨床の現場ではそれほどめずらしいことではありません。なかでもよく見かける意識障害が「せん妄」です。

「せん妄は治る病気」を知っておこう

「せん妄」は入院といった環境の変化や薬物、感染症などによって意識が混乱する状態をいいます。横浜市立大学のホームページによると、入院患者の2～3割に起こり、高齢者ではさらに起こりやすいと記載されています。

手術をしてから1～3日経った後、意識が混乱し、大声を出す、暴れるといった状態を招くことはめずらしくありません。患者さんの生命維持に欠かせない管を抜くといった激しい症状を起こす場合もあります。

1週間前後で治まることが多いのですが、患者さんの状態を知った家族は「認知症になってしまったのですか？」と心配顔でたずねてきます。大声を出す、暴れるイコール認知症という情報がインプットされている人が多いのです。

もちろん、こういう患者さんを数多く診ている病院は「これは、せん妄といって、治療可能な意識の障害です」と説明してくれるはずです。多くの人は、こういう事態に直面して初めて、せん妄という病気に接し、また意識障害が治る病気であることを認識するのではないでしょうか。

習慣的に服用している薬が「引き金」になることも

せん妄はけっしてめずらしい病気ではありません。75歳以上の胃がん、大腸がんの手術例の検討では27%に、せん妄が確認されたという報告もあります。さらに、高齢になると入院していない状態でも、せん妄が起こることがあります。

ふだん平穏に暮らしていた人が、突然、大声を張り上げ、粗暴な振る舞いを始めるのですから、周囲が呆然とするのは当然です。そして「認知症では……」と思い込んでしまうのです。

私の臨床経験からすると、せん妄を起こす最大の要因は薬物の影響です。その薬は、まさに多種にわたります。

たとえば、高齢になると眠りが浅いといった睡眠の問題を訴える高齢者が多くなります。そういう人たち向けの睡眠導入剤はすっかりポピュラーになり、似たような薬が通信販売でも手軽に購入できるようになっています。もちろん、用法や用量を守れば、せん妄を起こす確率は低いのですが、それでも長期に服用すれば、その確率はけっしてゼロではありません。

睡眠導入剤としても用いられている精神安定剤が効きすぎているときは、そのリスクが高まり、その他、脳内のドーパミンという神経伝達物質を増やすパーキンソン病の治療薬、風邪薬に使われる抗ヒスタミン薬、ステロイド、H_2ブロッカーといわれる胃腸薬など、せん妄を起こしかねない薬は目白押しの状態です。

しかも、若い人と比べて高齢者は、これらの薬でせん妄が起きやすくなります。風邪をひいたので風邪薬にプラス胃腸薬、それプラス定期的に飲んでいる薬にも、せん妄を招く可能性のある薬があったとしたら……。そういうことを知らずにハンドルを握っている高齢者はけっしてめずらしくないのです。

「せん妄」の危険性を高めている「多過ぎる薬」

多量の薬と一緒に暮らしている日本の高齢者

高齢者が、せん妄を起こしやすい理由の一つは、加齢によって機能低下に陥っている高齢者の脳が、薬の作用によってより弱まっている点があげられます。認知症とせん妄は別の病気ですが、認知症を患っているほうが、よりせん妄になりやすいのです。

第二の理由は、高齢者ほど体内に薬が残りやすいことです。肝臓は薬を分解する働きを担っていますが、加齢によってその能力は低下していきます。腎臓もまた、高齢になれば排泄機能が衰え、薬が体内に残りやすくなります。

服用した薬の血中濃度がピークに達した後、肝臓で分解されたり、腎臓で排出されたりして濃度が半分になることを「血中濃度の半減期」といいますが、加齢によってこの所要時間が大きく延長されるのです。

たとえば、精神安定剤に含まれるジアゼパムという成分は、せん妄の原因となり、若いころの血中濃度の半減期は20時間くらいです。それが高齢になると年齢と同じくらい、70歳ならば70時間という具合に延びます。薬の濃度が高いほど、せん妄になりやすいのですから、やはり高齢者ほど危険なのです。

さらに、複数の薬を服用するほど有害の事象が起こりやすいことは明白ですから、せん妄も同じように薬を何種類も飲んでいる高齢者の発病率が高くなるのは当然の結果といえます。

日本の皆保険制度は内外で高い評価を得ていますが、一方で「薬の濫用」という懸念があるのも事実です。特に薬品の購入費が1割負担の高齢者は、薬局での支払額が安価なため、多種類の薬の服用を気にしない傾向があります。

さらに問題なのが、臓器別診療の弊害です。循環器科で心臓の薬、内分泌代謝内科で糖尿病の薬、整形外科で痛み止め、皮膚科でかゆみ止め……。気がついたら10種類以上の薬を飲んでいる、というケースはめずらしくありません。この高齢者の薬の多用と、高齢ドライバーの交通事故に、なぜ関連性の目を向けないのか。私には不思議でならないのです。

暴走事故の原因は薬の多用ではないのか？

もし、おじいちゃんが家の中で突然、意識を失い、意味不明のことを話し出したら、家人はすぐに病院に連絡し、診察を望むはずです。

しかし、おじいちゃんが車を一人で運転中に同じことが起きたら、どうすることもできません。意識を失ったおじいちゃんは、ただもうろうとしたまま運転を続けるしかないのです。意識が寝とぼけしているのですから、信号はわからず、アクセルとブレーキのペダルの違いもわかりません。その結果が車の暴走ということは十分にあり得るのではないでしょうか。

前で述べた横浜と東池袋の事故が、高齢運転手のせん妄によるものかどうかはわかりません。警察は調査をしているはずですが、薬の使用に関する発表がないのですから、事故原因が薬によって起きたせん妄なのかどうかもはっきりしないのです。しかし、その可能性はけっして低くないと私は考えます。

このような背景があるにもかかわらず、薬の多用やそれが引き起こす、せん妄の危険性を警察はもちろん、弁護士もマスコミも指摘しません。

インターネットを利用して海外の事情を調べてみたところ、欧米では、わが国のような高齢者の暴走運転はほとんど問題になっていません。高齢者に大量の薬を処方していない欧米諸国では、この手の悲惨な事故は起きていないのです。それは何を示しているのでしょうか？

「認知症の扉を開けてしまう」毎日の薬

頭がボーッとするのは「副作用です！」

高齢者の方には何度も「意欲を持ちましょう」と語りかけているのですが、年齢を重ねると、朝、目覚めたときになんとなく体がだるく、体調がすぐれないために、意欲が湧いてこないときがあります。

これは多くの高齢者が抱える悩みの一つです。こういう日は「体調を整えよう」と考え、どうしても家の中で休みがちで、この状況が続くと家にこもる生活が続いてしまいます。若いときなら気持ちを高め、気合を入れれば少々の意欲減退は解消できるのですが、高齢者の場合は体のだるさなどの不調に勝てず、そのまま意欲の低下した状態が続くわけです。

このように、高齢者の意欲が減退し、不活発になる原因の大半は薬にある、と私は考えています。

年齢を重ねると、血圧や血糖値、コレステロール値などが上がってきます。著書の中で幾度か述べてきましたが、私も上の血圧が２２０、血糖値が６６０を超えていたときがありました。医師の診察を受け、降圧剤などを使用することで現状の血圧は１６０前後に収まっています。血糖値は３００を超えないようにしています。降圧剤が意識障害を起こすことを知っているので、それを起こさないように調整して、コントロールしているのです。

血圧や血糖値が高いケースでは、医師の診断にしたがって薬を飲み続けていることが多いと思います。しかし、薬を長期間、服用することはリスクも伴います。前で述べたように意識障害の一因になることも考えられます。

日本人は薬に対して強固な信頼感を持っています。「薬を飲めば症状は改善する」という思いが強く、薬の継続的な服用に対して、大きな不安や躊躇が少ないのではないでしょうか。

しかし、薬には必ず副作用があることを忘れてはなりません。降圧剤や血糖値を下げる薬を飲んでいる人は、頭がボーッとしたり体がだるくなったりしたことがあるはずです。これは明らかな副作用であって、この状態が何度も起きるようであれば、医者に薬の量や種類について相談すべきです。

日本の薬は信頼できるエビデンスが稀薄

コロナの影響もあってか、「エビデンス」という言葉がすっかり定着しています。医療の世界では「科学的根拠」と訳され、「コロナ対策で使用されるワクチンにはエビデンスがある」というように使われていますが、実は日本国内にはエビデンスのない薬が多く使用されている、という実態があります。

薬のエビデンスを獲得するには、大勢の人を対象にした大規模な調査が必要になるのですが、日本国内では薬を飲む人と飲まない人の大規模な比較調査が行われたことはありません。唯一、血圧の薬に関する大規模な調査が実施されたことがあるのですが、それはデータの捏造が発覚し（ディオパン事件といいます）頓挫してしまいました。

したがって、現在、使われている薬のエビデンスは、ほとんどがアメリカで実施された調査によるものなのです。もちろん、血圧や血糖、コレステロールに関する薬もアメリカ人のデータを基に作られています。体質や体格をはじめ、食を含めた生活習慣など日本人とアメリカ人では大きく異なるのに、同じデータによって作られた薬をわれわれは、ありがたく飲んでいるのです。

基本的なことですが、飲んで元気になる薬は抗うつ剤とＥＤ（勃起不全）治療薬くらいしかありません。その他の薬はほとんどが飲めば頭は働かなくなり、体はシャキッとしなくなります。何度もいいますが、意識障害の危険性もあります。

それでも医者の言葉を信じ、数えられないほどの薬を飲み続けるのは、自らの手で認知症の扉を開け、突き進むことと同じなのです。

高齢者の「できないこと」を人為的に増やした免許自主返納

高齢者ドライバーの事故報道は偏見と無知の産物

認知症を予防したり、病気のスピードを遅らせたりする上で重要になってくるポイントは「いまできることを減らさない」に尽きます。前で述べたように、料理をできる人は可能な限り調理を続け、自分で美味しく食べたり、誰かに振る舞ったりすれば、たとえ認知症であっても幸せな暮らしは可能です。

この「いまできることを減らさない」ことは、認知症に限らず高齢者の健康と長寿に欠かせないポイントなのですが、それが明らかに形骸化されつつあります。その象徴的な事例が高齢者の「自動車運転免許証の自主返納」です。

自主返納が制度化されたのは１９９８年ですから、もう25年も前のこと。２０２１年の免許証の自主返納件数は約51万件、このうち75歳以上は約28万件で半数以上を占めています。自主返納は、過去に高齢者ドライバーが起こした事故がきっかけで大きくクローズアップされてきました。２０２３年の初めでは、２月に横浜市で車やバイクなど5台を巻き込んだ「ひき逃げ事故」がありました。

逮捕されたのは78歳の男性で、事故後、怪我人を放置したまま事故車の運転を続け、散髪屋に行っていました。警察に連行される姿がテレビ画面に映っていましたが、きれいに散髪された姿が事故の異様さを際立たせていたようにも見えました。「大事故を起こしておきながら、平気で髪を切っていられるのか？」

そう感じた人も多かったのではないでしょうか。

こういうニュースはテレビのワイドショーの格好のネタになります。このときも各局で取り上げられましたが、逮捕後、高齢男性は「車をぶつけた覚えはない」と供述していたようです。これに対して、テレビの並み居るコメンテーターは異口同音に、のん気に散髪屋に行っている行為を非難し、番組は最終的に「高齢者の免許証の自主返納」を是とする結論を出すのです。

この報道姿勢は、高齢者ドライバーによる交通事故のたびに同じトーンで繰り返されます。代表的な例が２０１９年に東京の東池袋で起きた事故です。

事故の検証から抜け落ちている重大な「視点」

それは事故当時、87歳の男性が運転していた車が暴走し、母娘の死を招く悲惨な事故でした。アクセルとブレーキの踏み間違いが原因と見られ、衝突時は時速80㎞を超えていたという目撃情報もありました。

加害者やその家族、あるいは被害者家族に対する誹謗中傷が問題になりましたが、このときの報道も運転者個人のパーソナリティが注目され、やはり最終的な結論は「高齢者は早期の免許返納が望ましい」になっていました。事故の主たる原因は「運転者が高齢だから」というトーンで、自己管理の不備を指摘し、道徳観の欠如を非難する声もあったと思います。

しかし、このような事例で「なぜ、事故は起きたのか。高齢者の運転で事故が起きた原因は何であったのか？」という視点が大きく欠落しています。それがわからないコメンテーターならば「なんでこんなことが起きたのか、私にはわかりません」と述べることが真摯な姿ではないでしょうか。

報道によれば、横浜で事故を起こした当事者について、近所の人は真面目で、ふだんは安全運転をしていたので信じられない事故、というようなコメントを述べていましたが、そうであるならば、ごく普通の人が重大な事故を起こしながら、なぜ平然と散髪をしていたかを考え、検証すべきです。

人がふだんとは全く異なる行動を起こし、それを覚えてないとしたら、ある程度、臨床経験を積んだ医師であれば「意識障害」を疑うはずです。

理不尽な「免許返納」は高齢者の意欲をそぐ！

同調圧力という風潮を考えてみよう

意識障害は、それを起こしている間の記憶がありません。ある時点で記憶が戻ったとき、ふだんの自分になり、通常の生活を取り戻します。横浜の事故の場合、この高齢者は事故を超している最中の記憶はなく、記憶が甦ったときに「散髪に行くんだった」と思ったのではないでしょうか。

もちろん、私は東池袋の事故も含めて、加害者を擁護する立場にはありません。厳正な捜査や裁判によって加害者が相応の償いをしなければならないのは、当然のことです。しかし、その一方で両加害者がふだんから暴走運転とは無縁で、パーソナリティにも問題がなかったとしたら、原因を単に年齢だけに求めず、意識障害を含めた医療の問題としてとらえるべきだと思うのです。

高齢になればなるほど意識障害は簡単に発生します。そのことを警察がはっきり認識していないことに関しては、やむを得ない部分もあります。しかし、広く知見を求めるべきマスコミが、この点にまったくふれず「また高齢者による暴走事故。求められる免許返納」という単純な論調を続けることは納得できません。

テレビに登場するコメンテーターの多くは現役で都会暮らしですから、地方の生活に車が欠かせない切実な実態がわかっていないのではないでしょうか。もちろん、都会暮らしでも通院などで車が不可欠な高齢者はたくさんいます。

「私の親も田舎暮らしで」とコメントする場合もありますが、高齢者が車抜きで暮らす本当の不便さが理解できていないのだと思います。

「自治体がコミュニティバスの運用を増やすべき」「共同でタクシーを利用できるようなシステムを」と提言したりしていますが、そこには「免許返納」が前提になっています。危惧されるのは、このような声が「同調圧力」になって、まだ正常な運転ができる高齢者に、免許返納を迫ることです。
もちろん、自分の運転に自信がもてなくなったら返納を検討すべきでしょう。家族がその高齢者の運転の能力に疑問を持ち、返納を求めるようであれば、真剣に検討すべきだと思います。しかし、ふだんと同じように運転できるのであれば、無理に返納を検討する必要はありません。

老化を防ぐには「いまできることを続ける」

前でも述べましたが、認知症の予防にとって重要なことは「意欲を失わないこと」と「いまできることを減らさない」ことです。免許の返納は、明らかに「いまできること」の放棄であり、それによって生活への意欲、モチベーションは確実に低下していきます。

この3年くらいはコロナの影響で、高齢者の在宅率が大きく上昇しているはずです。好きなカラオケやデイサービスを利用する機会が減り、家にこもることが多くなっています。この上、高齢者の免許を取り上げて、外出する頻度を減らすことが高齢者の認知症を増やし、それが医療行政にとってどれだけマイナスになるか――。少し頭を使えばわかることです。

高齢者の運転事故が起こるたびに「免許返納」を声高に主張するばかりではなく、加害者の服薬状況を含めた原因解明が必要だと思います。

一方、車を運転する高齢者は当然ですが安全運転を心がけ「いまできることを減らさない」意識をしっかり持ってほしいと思います。

また、自分がいま服用している薬を調べて、本当に飲み続けることが必要なのか医療関係者と相談しながら、多量投与、多剤併用を避ける工夫をすることが大切ではないでしょうか。

第5章

ボケても、ボケなくても
ニコニコ大往生

「謙虚」「誠実」が愛されるポイント

「素直にお願いする」ことができますか？

「優しく話しかけても全然聞いてくれない」

「ささいなことで、すぐに怒鳴り散らす」

高齢者との会話でよく聞く悩みです。年をとると頑固になったり、自己中心的になったりして、他者とのスムーズな会話がなかなかできなくなってしまうのです。


さらに、環境の変化もあります。たとえば、最近は買い物ひとつするにしても電子決済に移行する場所が増えています。病院でも薬局でも、否応なく機械を相手にしなければなりません。

そこで、高齢者のなかには、自分の理解力とスキルがついていかない焦りから、どうしても感情的になってしまう人が多い。いらつく気持ちはわかりますが、感情的になっても何も解決しません。なんとか抑えたいものです。

一方、スムーズな会話ができないと周囲を困らせているような高齢者に話を聞いてみると、意外なことに気づきます。実は、指摘されたことに無自覚である人がかなりの割合でいるのです。よくよくたずねてみると、「え？　そう？」「ちゃんと会話していたつもりだけど」と不思議そうな顔をされます。

高齢者に限ったことではありませんが、自分の行動がまわりにどう思われているのか、案外自分ではわかっていないことが多いのです。

そうしたことを考えれば、年をとっても謙虚、誠実であるようにすることが大切であることがわかります。「わからないから教えてほしい」と聞く姿勢を常日頃からもつように肝に銘じましょう。

江戸時代に活躍した伊能忠敬は天文学者であり測量家でもありました。そして、「わからない」「教えてほしい」が率直に言える高齢者でした。「初心者、素人である自分を受け入れる人」「威張らない人」でもあったようです。

伊能は50歳のときに19歳も年下の暦学者、高橋至時《よしとき》に師事しました。そして終生、彼を師として敬い、教えを乞う姿勢を崩さなかったそうです。

師である高橋は、伊能の死の14年前に亡くなりますが、伊能は師への恩を終生忘れることはありませんでした。伊能の遺言には、自分が死んだら高橋の墓の隣りに自分の墓を建ててほしいとあったそうです。

伊能はどのような相手にも謙虚であり、常に誠実でした。伊能のような「凄い高齢者」を目指したいものです。

このエピソードを、私はほかの著書でもたびたび紹介していますが、60代、70代の生き方として指針になると私は強く感じています。

たとえ持って生まれた特別な魅力や才能がなくても、素直に誠実に人と接する態度を心がけること。伊能忠敬の生きる姿勢には「ボケても愛される人」になるためのヒントを見出せるのではないでしょうか。

「ボケ力」を上手に使いこなす

「世間は、思ったよりも高齢者にやさしい人が多く存在しているのかも？」

メディアでは、高齢者の交通事故や暴行事件を必要以上に取り上げたうえに、無理解による「高齢者叩き」を繰り返していますが、そうしたメディアの姿勢とは逆のスタンスの人も少なくありません。

若い人たちは一見、老人たちに無関心のように見えます。でも、道を聞けばちゃんと教えてくれますし、なかにはわざわざスマホで調べて丁寧に教えてくれる人もいます。

せっかくですから、若い人の親切さに乗っかってみるのはどうでしょうか。「ボケても愛される人」になって若い人の親切を引き出す。私はこれを「ボケ力」と呼んでいます。この「ボケ力」を上手に活用しましょう。

年をとればとるほど、「他人に迷惑をかけてはいけない」という意識が強くなります。このこと自体は尊いことかもしれません。

しかし、迷惑をかけたくないからといって意地を張っているのは、逆に賢い生き方とはいえないのではないでしょうか。結局、最後の最後にどうしようもなくなってから周囲の誰かに頼らざるを得なくなってしまうこともあるからです。「なぜ、もっと早くいってくれなかったのか」と、あきれられるのがオチです。

なんでも迷惑をかけないようにする努力よりも、迷惑をかける自分でもできることはないか探す努力をするほうが賢明です。

むしろ70代以降になったら、「使える人は誰でも使え」でいくのがいいと私は思っています。いまの自分にできないことは、他人にやってもらう。わからないことは、教えてもらうのです。

ただし、何かお願いした若い人にイヤそうな顔をさせるようなことではいけません。やってもらう側もやってあげる側も、お互い気分のいいほうが断然ハッピーです。

ですから、若い人に「やってあげたい」「教えてあげたい」と感じてもらうという姿勢をわすれてはいけません。そんなときに駆使したいのが「ボケ力」なのです。「本当にボケてダメね」と笑いながら、親切にしてくれた相手に素直に感謝の気持ちを伝えましょう。

「ボケ力」を使うためには、なんといっても謙虚さと愛嬌が欠かせません。「ボケ力」が使えれば、お互いに気持ちよくコミュニケーションがとれます。

道に迷ったら聞けばいいですし、荷物が重かったら持ってもらえばいい。小さな親切をしたいと思っている人は意外と多いですし、「親切をすると気持ちのいい」と感じている若い世代も決して少なくないのです。

せっかく老人になったのですから、親切をされる「隙」があってもいいのです。そんな「隙」をフォローしてくれる人がたくさんいるような生き方をする。これも高齢者が幸せに過ごすための、賢いコツといってもいいでしょう。

「新しいこと」を「毎日ひとつ」やる

「まあ、いいや」をつづけていると脳は衰える

運動不足が常態化すると、体はどんどん衰えていきます。脳も同じです。「まあ、いいや」と放置していると、脳はどんどん衰弱していきます。私はこれを「まあ、いいや症候群」と呼んでいます。「まあ、いいや症候群」が進行すると、脳の前頭葉が委縮して、老化が加速します。

「まあ、いいや」的な消極的生活で、まず初めに老化するのは「感情」です。それを追いかけるように脳や体が老化していきます。感情の老化は、いちばん最初の段階で食い止めなければいけない第一波なのです。

周囲から「頭がいい」「鋭い」と認められていた人が、定年後しばらく経ったら、すっかり老け込んでしまってまるで別人のようになっていた、などという話はよく聞きます。そういう人は、多くの場合、「まあ、いいや症候群」になってしまっています。意欲がなく、言葉もはっきりしなくなっています。

一方、80歳を過ぎても体も頭も元気で、言葉もハキハキしている人がいます。何がこの違いを生むのでしょうか。

私は、この違いを決定するのは「いつも通り」だと思っています。

「まあ、いいや症候群」に陥る人の特徴は、これまでの人生で前例がないことを経験しようとしないことです。見るものも、聞くものも、食べるものも、何をするにしても「いつも通り」を選びます。

すでに知っていることを選んでいれば、たしかに無難に過ごすことができるでしょう。しかし、「もういい年だから」といって、未知の情報や新しい体験から縁遠くなって、ドキドキワクワクすることもない生活を送ることは、間違いなく感情の劣化につながります。認知症を予防するうえでは、「いつも通り」の選択は誤りなのです。

何もかも「いつも通り」を選んで生きていると、やがて、どんなことに対しても「まあいいか、なるようになる」と考えるようになります。年をとるごとに、ますます新しいことを面倒だと感じるようになります。

「まあ、いいや症候群」にかかった人が、気力も頭脳の明晰さも失ったように見えるのはこのためです。

そうならないためには、「脳を悩ませる」こと。「いつも通り」を選んでばかりいては、脳を悩ませることはできません。

つまり、「いつも通り」以外の選択をすれば、脳を悩ませることができます。「はじめてのこと」「やったことがないこと」「新しい何かを試すこと」を実際にやってみることが、脳にとって適度な負荷がかかるトレーニングになります。

「いつも通り」とは違って、未知で未体験のことには失敗がつきものです。そして、失敗するたびに「どうすればうまくいくか」を考えることになります。仮説を立てたり、試行錯誤したりしながら、それでも失敗を繰り返すかもしれません。

しかし、「失敗を検証して、修正して、再びチャレンジする」、このプロセスを何度も繰り返すことが、「脳を悩ませる」ことなのです。

「想定外」は脳活性化の栄養源

ワクワクするような出来事でも、ドキドキするようなアクシデントでも、脳が悩むのは「想定外」のことに出会ったときです。

この「想定外」こそが、前頭葉にとってプラスに働きます。毎日同じ時間に起きて、同じようなものを食べ、寝転んでテレビを観ているだけの「いつも通り」の生活をしているうちは、前頭葉の出番はありません。このような生活が続くと、前頭葉はもとより脳全体への刺激もなくなり、ひたすら「老化」の道を辿るしかないでしょう。

そうはいっても、次から次へと「想定外」のことが起きる毎日を過ごしてください と言われてもピンとこないでしょう。「想定外」のこととは、災害や事故に遭うといったことではありません。自分で作り出すことができる範囲の「嬉しい想定外」や「何が起こるかお楽しみ」といったことです。ルーティンのような毎日のなかにあっても、自分次第で次々と「想定外」に出会うチャンスは作ることができます。

●入ったことのない町中華の店に入る
●読んだことのない小説家の作品を読む
●一度も降りたことない鉄道の駅、バスの停留所で降りる
●1足2000円の靴下を買う
●買ったことのない色のポロシャツを買う
●公営ギャンブルにはじめて挑戦してみる
●株式投資をやってみる

あなたにとって、「はじめてのこと」はたくさんあります。

もちろん身を持ち崩すほどのギャンブルや株式投資はしないでください。しかしながら、経済的にムリのない程度のお金でのチャレンジは「老化防止、ボケ防止」に大いに役立ちます。

ギャンブルや投資は先が読めません。けれども、この「先が読めない」ことが

前頭葉を大いに刺激します。

前頭葉を悩ませて鍛える「想定外」も、たとえば株をやる人にとっては日常茶飯事です。どの株を買うのか、いつ売るのか、こうしたことを決めるためには、世の中の動きも細かく見ていなくてはなりませんし、勉強も必要になってきます。とにかく前頭葉はフル回転。株を始めることが脳の老化防止への第一歩になるのは間違いないでしょう。

「先が読めない」「想定外の連続」といえば、「恋愛」もおすすめです。恋愛は、なにより相手がいることですから、「先が読めない」うえに「想定外の事態」はつきものです。前頭葉への刺激に事欠きません。その意味で、シニア恋愛は、株やギャンブルと同様、老化防止、ボケ防止のためにはきわめて有効なのです。

とにかく、「いつも通り」をやめてみましょう。入ったことのない喫茶店でコーヒーを飲んでみる。ふと気になったお店に入って普段はしない寄り道をしてみる。カラオケでは歌ったことのない若いアーティストの曲を選ぶ。「いつも通り」をやめたら、いろいろな初体験ができます。

とくに、若い人たちとの交流のチャンスは逃さないようにしましょう。

自分よりも若い世代の人との交流では、話の内容も言葉もすべて自分にとって新しいものばかりです。前頭葉はフル回転してくれるはずです。

たしかに「いつも通り」は「変化」や「問題」を回避する生き方かもしれません。そうではなく、変化を楽しみましょう。「前頭葉を鍛えるチャンス！」だと考えて、喜んで「想定外」と向き合ってみてください。そのとき、あなたの前頭葉はフル稼働しているのです。

「杓子定規な人はボケやすく、頭が柔らかく臨機応変な人はボケにくい」とよくいわれますが、これは医学的にも正しいことです。「頭が柔らかい人」になるためにも、変化に富む刺激的な生活を自ら選んでいきましょう。前頭葉を活性化し、脳の老化を遅くすること。その先にはニコニコ人生が待っているはずです。

いつもニコニコの「幸せ認知症」もある

孫の顔を見ているだけで上機嫌な高齢者

ここ数年、アンチエイジングが注目され、最近は女性のみならず男性にも美容ブームが起きています。

恋や愛への興味を失い、異性との出会い（もちろん同性とでもいいのです）が減ることは、生きる意欲の消失につながります。

その点、髪や肌を整え、オシャレをすることは認知症を予防し、また症状の進行を遅らせる上でも効果的です。逆にいえば、自分の身なりに無頓着になり、鏡を見る数が減ってきたら、それは認知症への危険信号といえます。

高齢者には何度も「意欲を持ちましょう」と呼びかけていますが、若々しさと清潔さを保つことは、意欲を高める上で欠かせないポイントです。

しかし、年をとれば人はみな老化という厳しい現実に直面します。加齢に伴って目はしょぼしょぼし、適切なケアをしても歯の数は減りがちです。聴力も衰え、人とのコミュニケーションに支障をきたすケースが出てきます。

家族が揃って食事会などをするとき、耳の遠いおじいちゃん、おばあちゃんは、話の輪に入ることが少なくなってきます。性能のいい補聴器を着けていても、大人数だとガヤガヤする声が響いて、個々の声が聞き取りにくいことが多くなる、という話を聞いたことがあります。

気の利く孫は、ときどき話しかけてくれますが、そのうちもっぱら聞き役になってしまうというのが、高齢者が参加する食事会のよくある風景です。傍から見ていると、少し寂しそうに見えるのですが、実際は子どもや孫たちが楽しそうに話し、食事をしているのを見ているだけで幸せなのだそうです。

たしかにこういうとき、子どもたちが用意してくれた好物が並ぶ食卓の前で、おじいちゃん、おばあちゃんは、にこやかな表情を浮かべています。

このときの心情は、まさに上機嫌そのもの。ニコニコしている表情は「幸せな老後」という言葉さえ連想させます。

ニコニコ暮らせる「認知症のメリット」

ニコニコして機嫌のいい高齢者で思い出すのが前述した、きんさんぎんさんです。お二人ともいつも笑みを浮かべ、機嫌がよさそうな姿を思い出します。

テレビ画面を見る限り、後年は認知症が始まっていたフシがありますが、あれくらい上機嫌で生きられるのなら、それは「幸せな認知症」といえるのではないでしょうか。もしかしたら、認知症を患いながらそのまま「幸せな死」を迎えたのではないか、とも想像してしまいます。

日々の暮らしが快適で楽しければ、人は機嫌がよくなり、それは認知症予防につながります。では、上機嫌で生活するためには、どうしたらいいのでしょうか？

現在、何かと話題なのがタワーマンションですが、最近は持ち家を処分して、利便性の高いタワーマンションに引っ越す高齢者も多いそうです。そのタワーマンションに勤務する名コンシェルジュが、ある雑誌で「高齢者とのコミュニケーション・マニュアル」として以下のような内容を紹介していました。

①認知の問題がある人の行動を力づくで制止せず、頭ごなしに否定しない。
②相手のアイデンティティを全面的に肯定し、不安を取り除く。
③相手が虚飾しながら自分の功績や実績を繰り返し発言しても、そのまま受け止めて褒めたたえ、誇りや自尊心を損なわない。
④相手が現役時代に活躍し、重要な存在であったことを繰り返し確認する。
⑤嘆きや愚痴は否定せずに最後まで聞いて、「よく頑張られましたね」と慰労する。

プロのコンシェルジェは、高齢者といい関係を構築するために、このようなことに気を配っているのです。親が高齢者の場合には、大いに参考になるマニュアルで、この5項目を念頭に接していれば、高齢者の機嫌もよくなると思えます。

ある意味、見事な「ご機嫌伺い」です。

しかし、認知症になると、このようなマニュアルは不要なほど「機嫌よく」暮らせます。それが認知症の特徴の一つで、小さなことは気にならず、基本、ニコニコして暮らすことができるのです。

認知症を公言した蛭子能収さんのニコニコ顔

きんさんぎんさんを称して「幸せな認知症」といいましたが、快適で栄養バランスのいい生活を送れれば、認知症の人はいつもニコニコしています。テレビなどの報道などで取り上げる認知症の患者さんは、暗い表情でうつむき加減か、大声を張り上げているイメージがありますが、それは制作側の一方的な思い込みであって、多くの認知症の人はにこやかな表情をしています。

以前、あるテレビ番組を観ていたら、タレントの有吉弘行さんが漫画家の蛭子能収さんにインタビューをしていました。雑誌の記事によると、蛭子さんはレビー小体型認知症とアルツハイマー型認知症の合併症と診断されているそうです。

番組の中で、蛭子さんはいつものようにおっとりした口調で話していました。有吉さんの質問に対してにこやかな表情を浮かべているのですが、終始ニコニコしていた印象があります。このときもまた蛭子さんは「幸せな認知症」ではないのだろうか、と思ったものです。

番組の最後、リクエストした自分の似顔絵を見た有吉さんは「まったく似てないですね。1回も似ていたことがないですよ」と少し毒づいていましたが、それにも蛭子さんはニコニコしているだけでした。

「ニコニコソロリ」を目指しましょう!

「ピンピンコロリ」に集まった批判

「ぽっくり死にたい」と願う人が多いと聞きます。

寝たきりや認知症にならず「ぽっくり大往生」を祈願する「ぽっくり寺」は全国にいくつもあり、福島県には有名な「会津ころり三観音」を巡るツアーもあるそうです。

〝ぽっくり信仰〟が高まったのは、前でも紹介した小説『恍惚の人』がきっかけだったといわれています。ボケてしまい、子どもや周囲に迷惑をかけるくらいなら、ぽっくり苦しまずに亡くなりたい、と思う人が増えました。

１９８０年代になると、元気なまま突然死する「ピンピンコロリ」という言葉が話題になりました。亡くなる間際まで心身ともにピンピンと健康な状態で生活し、気づいたらコロリと亡くなっていた、という終末を望んだ表現です。その対極にあるのが、長い闘病生活を強いられ、ときに寝たきりの状態で亡くなる「ネンネンコロリ」です。

しかし、最近あまり「ピンピンコロリ」という表現を聞かなくなっているような気がします。背景には医療従事者などからの批判があったようです。

まるで宝くじにでも当たるかのように「ぽっくり死」を望むのではなく、晩年を意義のある時間にしながら人生の終末を迎える大切さが指摘されました。介護の厳しさばかりがクローズアップされることで、高齢者や病人、障害者への差別が助長されるという意見に賛同する声も多かったようです。

イラストレーターのみうらじゅんさんもＮＥＷＳポストセブンの取材に対して、次のように述べています。

「突然死んじゃうわけだから、家族に介護などの迷惑をかけることはない。でも、突然死ですよ！　２日でも３日でも危篤なり危ない状況が続けば、親類縁者も病床に集まるワケじゃない？　そこで、最期のお別れ的な時間が作れるし、死に水をとってあげたりすることもできる。ところがピンコロじゃそれもできない！」

ニコニコソロリ達成まで生き抜こう！

ピンコロという言い方には、即物的な死を是とする風潮への批判も込められていると思います。まるで不要なもの（と思われる存在）は、すっきり消え去ったほうがいい、という「厄介払い」のような考え方です。

そんな社会の雰囲気を忖度し、高齢者が「ぽっくり死」を求める必要などはまったくありません。たとえ認知症になっても、堂々と自らの人生を生き抜き、ニコニコと笑顔でソロリと静かに息を引き取るのが望ましい、と私は思います。

そもそも、この国は高齢者が生きにくくなるような施策を取りつづけています。

前述したように、警察主導（と思える）高齢者への免許返納運動が広まり、保育園などへの入所を望む待機児童の数は減り続けている一方で、高齢者が入居を希望する特養（特別養護老人ホーム）への入居率は相変わらずの低率です。高齢者の貢献によって国の経済力が高まり、各種のインフラが充実したにもかかわらず、「年金もらい過ぎ」批判まで出る始末です。

そんな不当な声に負けず、ぽっくり死など望まず、ニコニコしながら亡くなっていくことは高齢者の「まっとうな権利」です。

たとえ認知症になったとしても、ニコニコ顔で他界できたら、こんな最高の「亡くなり方」はありません。認知症で亡くなることは、けっして不幸な死ではなく、それは幸せな「ニコニコソロリ」なのです。

たくさんの楽しい思い出と一緒に「いざサラバ」

「アルバムの幸せ」が人をニコニコさせる

高齢者にとっての幸せな死は「ニコニコソロリ」という話をしてきました。ニコニコしながら静謐な雰囲気の中で息を引き取ることは、死の一つの理想形かもしれません。しかも認知症の患者さんはニコニコしていることが多いので、認知症の人ほど「ニコニコソロリ」を獲得できる確率は高いともいえます。認知症になっても、悪いことばかりではありません。

ただし、「ニコニコソロリ」を実現させるためには、日常の暮らしでなるべく多くのニコニコが必要になってきます。死が生の延長線上にあるとすれば、ふだんの生活にニコニコが少ないと「ニコニコソロリ」は実現しにくくなってしまいます。

ところが、ふだんの生活でニコニコすることは簡単ではありません。

私の知人のNさんのお母さんは93歳で、高齢者施設に入居して3年になります。コロナの影響があって対面での面会ができず、最近はもっぱらリモートによる面会でした。リモートのせいもあって、お母さんは少し元気がなく「お父さんがいた昔のことばかり思い出す」といっていたそうです。

対面の面会が可能になったとき、Nさんは一計を案じました。それは家族が揃っていたころのアルバムを持っていくこと。

父親の趣味がカメラだったので写真は豊富にあり、しかもきちんと撮影日が明記されていました。「1983年5月、日光・鬼怒川」という具合です。

そこでNさんは、こんなメモを追加しました。「このとき、お父さん71歳、お母さん67歳。この年○○ちゃん（長女の娘）小学校入学」

それを見たおかあさんは満面の笑みでアルバムをめくってはニコニコしていた

そうです。撮影日だけでは記憶は曖昧ですが、そこに夫婦の年齢や孫のイベントが書かれてあれば、一気に記憶は甦ってきます。

ふつう、アルバムに貼られている写真は、すべてといっていいほど「楽しい思い出」です。そこには家族の笑顔と幸福が切り取られてあります。それを眺めれば、誰もが自然にニコニコしてくるのではないでしょうか。

Nさんはふと「このアルバムの思い出といっしょにお母さんを送れれば」と思ったそうです。

積極的にニコニコづくりに挑戦しよう！

アルバムのように、楽しくて笑顔がこぼれてしまうような思い出がたくさんあれば、人はニコニコしてきます。そのニコニコの数が多ければ多いほど、心安らかに「黄泉《よみ》の国《くに》」（死後の世界）に旅立てるのではないでしょうか。それこそが「ニコニコソロリ」です。

その実現のためには現世でニコニコの経験を増やしておくことです。ヒントになるのは「これまでしようと思っていたけど、縁がなくできなかったことをする」。少し躊躇っていたことでも〝ニコニコづくり〟のために、あえて挑戦するのです。

たとえば「死ぬまでに行ってみたかった場所」に行ってみましょう。男性ならメイド喫茶、女性ならホストクラブという選択肢もあってもいいと私は考えています。そうした経験で得られる〝ワクワク〟はニコニコにもつながります。

初めてデートした思い出の場所を再訪するという手もあります。楽しかった思い出が蘇り、ニコニコしてくるのではないでしょうか。

アルバムの写真が語りかけてくるような、楽しい思い出を抱きながら旅立つことが「ニコニコソロリ」なのかもしれません。

幸せホルモンが出やすい人になる

幸せホルモンが増えると前向きな気分に

「幸せホルモン」という言葉を聞いたことがありますか？

幸せホルモンとは、喜びや楽しみ、やる気といった幸福感をもたらしてくれる脳内神経伝達物質のことです。代表的な幸せホルモンとして、セロトニンやドーパミンがあります。

セロトニンは不安感を和らげて、精神を安定させてくれます。朝、目覚めたとき、「今日も一日がんばろう」と、ポジティブで前向きな気分になるのはセロトニンの働きです。

セロトニンが不足すると、イライラしたり、落ち着きがなくなったりします。衝動的、攻撃的になったり、場合によってはうつ病を発症したりします。

セロトニンは心と体の健康の基本です。昼夜逆転した生活や偏った食生活といった、生活習慣の乱れがセロトニン不足を招きます。

セロトニンの分泌を増やすのに効果的なのは「日光を浴びる」ことです。それも朝、目覚めたときの日光がよいようです。また、一定のリズムで行う運動がセロトニンの分泌を高めます。

ですから、朝、太陽の光を浴びながら15分程度のウオーキングを楽しむ習慣がとてもおすすめです。

朝の散歩なんて年寄りくさいと感じる人もいるかもしれませんね。けれど、成功した人々には散歩好きが多いのです。タレントの指原莉乃さんは、雑誌のインタビューで「朝、散歩ができたら全部うまくいく」というジンクスを語っています。アップル創業者のスティーブ・ジョブズさんもアップル本社周辺で散歩している姿がよく目撃されていたそうです。

やる気が出てくるドーパミン

もうひとつの幸せホルモンであるドーパミンは、楽しいことをしているときや目標を達成したとき、褒められたときなどに分泌され、快楽物質とも呼ばれています。さまざまなことに対して、意欲が湧いてくるのもドーパミンの働きのおかげなのです。

ある行為をしたときにドーパミンが放出されて快感を得ると、脳がそれを学習します。そして、再びその行為をしたくなり、さらに大きな快感を得ようとして努力するようになります。つまり、意欲が出るということです。これが勉強や仕事などの場面ではプラスに働きます。

ドーパミンは、ほどよく分泌されているときは「快感物質」として機能するのですが、一方で分泌が増えすぎるとアルコールやタバコ、インターネットやゲーム等への依存状態を作ったりします。さらに分泌が過剰になると、幻覚や妄想、幻聴などの症状が出ることもあります。

腸内環境を整えることも悪くない

幸せホルモンが増えると、不安がやわらいだり、幸せを感じやすくなったり、意欲が湧いてくるようになったりします。でも、それだけではありません。幸せを記憶しやすくなるのです。さらに、落ち込んだときの立ち直りが早くなるという効果もあります。

幸せに暮らすためには、セロトニンとドーパミンを増やすような生活習慣がとても大切になってきます。

とはいえ、いままでやったことのない習慣をいきなり始めるのは容易ではありません。そこで、もっとも手っ取り早い方法を紹介しましょう。

実は、セロトニンとドーパミンの分泌には腸内環境が大きく関わっていると考えられています。つまり、幸せホルモンを出やすくするためには「腸内環境を整える」ことを覚えておいてほしいのです。

最新の研究では、セロトニンの9割は「腸」でつくられていることが明らかになっています。セロトニンの合成には腸内の善玉菌が担っています。ですから、腸内環境が乱れて悪玉菌が多くなると、「やる気が起きない」「だるい」という状態になります。

では、腸内環境を整える腸内環境を善玉菌が優勢な状態、一般に腸内環境が整った状態にするにはどうすればいいのでしょうか。いろいろ方法はありますが、ここではいちばん簡単ですぐできる食事について紹介しましょう。

私たちの腸内には、善玉菌、悪玉菌、そのどちらでもない日和見菌の３種類の菌がいて、お互いにバランスをとっています。しかし、偏った食事やストレス、睡眠不足などで簡単にバランスが崩れます。

善玉菌優位の腸内環境にするために効果的な食事

●生きた乳酸菌

手軽に摂りたいなら、ヨーグルト。チーズ、キムチにも乳酸菌がたくさんいます。ほかに、味噌や日本酒にもいます。

●水溶性食物繊維

腸内環境を善玉菌優位にしてくれます。昆布やワカメといった海藻。納豆、インゲン豆、きな粉などの豆類。ごぼう、かぼちゃなど根菜類やイモ類などです。

水溶性食物繊維は、干しそば、ライ麦パン、玄米など主食になる食材にも含まれています。白米から大麦、玄米入りのごはんに変えたり、パンであれば全粒粉パンやライ麦パンに変えたりするだけでも、簡単に水溶性食物繊維を摂ることができるのでおすすめです。

腸内環境を整えて、幸せホルモンが出やすい人になってください。それだけで、毎日が楽しく幸福感いっぱいになるはずです。

サヨナラの日まで「幸感人」で生きていく

87歳でも、ひとりの暮らしを愉しむ

『87歳、古い団地で愉しむ　ひとりの暮らし』という本が話題になっています。著者は、87歳の多良美智子さん。「趣味は暮らしです」と言い切る彼女の生き方が注目を集めているのです。

多良さんは27歳で結婚して専業主婦になりました。いま住んでいる団地に引っ越してきたのは55年前。広さは50平米ほど。ひとり暮らしの今は十分な広さですが、家族５人で暮らしていたときは「それはもう、狭かった」そうです。

子どもたちが独立し、配偶者に先立たれてからは、ずっとひとり暮らし。団地

のコミュニティにも馴染んで、おだやかに豊かに暮らしているそうです。

ごく普通の高齢者に過ぎない彼女の本が、なぜ売れているのでしょうか。

読者からは、次のような声が聞かれます。

「自分の生活を楽しんでいることに感動した」

「毎日を有意義に暮らしている姿をお手本にしたい」

「87歳で凛としていて、こういうふうに年を重ねたいです」

年をとり、できないことが増えるのは仕方ない。だから、できることを大いに頑張り、楽しもう――。そんな多良さんの前向きな生き方と、健康に気を遣い、楽しく幸せに毎日を過ごすというスタイルが読者の心に響いているのかもしれません。

私がとくに見習いたいと思うのは、高齢だからできないと諦めずに、やってみるという姿勢です。

たとえば、多良さんは登録者数16万人の人気YouTuberでもあります。きっかけは、長男から「家にいる時間が長くなるから、スマートテレビを買ったらいいよ」とすすめられたこと。

スマートテレビを買ったら、今度は孫に教えてもらったYouTubeを見ているうちに「私もやってみたい」と思うようになり、なんと85歳からYouTubeチャンネルを始めたそうです。

幸せな老後のためのヒント

幸せな老後に必要なものはなんでしょうか。

「健康」という人もいるでしょう。不安なく生きるための「お金」という人もいます。

でも私は「人」だと思っています。

幸せな老後は、人生を通して出会った「人」で決まるのだと思います。それは友人の「数」ではありません。大切なのは、「身近な人との関わり合い」なのではないでしょうか。

高齢者医療に携わってきた私の経験でも、入院している高齢者のなかに、いつも見舞客に囲まれている人がいます。家族だけでなく、元の会社の仲間たちや趣味の仲間が次々に病室を訪れるのです。そんな高齢者は、だいたいいつも幸せそうな顔をしています。

一方、社会的地位が高い高齢の入院患者もいますが、偉い人だからといって人が集まってくるわけではありません。社長や政治家といった地位にいたにもかかわらず、見舞いに来る人がほとんどいないという人もいます。そういう人は、やはりどこか寂しそうに見えます。

こうした光景を長年、目にしてきて、幸せな老後を過ごしている人ほど人との繋がりを大事にしているのではないかと考えるようになりました。家族や親戚、仕事や趣味の繋がりだけではありません。ボランティア活動など社会との繋がりも含まれます。

人との繋がりを持ち続けるために必要なのは、自分自身が前向きに楽しく生きていくことではないでしょうか。先ほど紹介した多良さんが、楽しそうにひとり暮らしを満喫しているからこそ、そんな彼女を素敵だと感じる人たちが自然に集まってくるのではないかと思うのです。そして、そこにまた新しい繋がりが生まれるのでしょう。

「幸せとは何か」の答えは、きっと人それぞれ違います。

とはいえ、究極的な幸せは、「楽しむ能力」を発揮することに尽きるでしょう。いつも自分で楽しみを発見し、幸せを感じている人は、体や心を傷つけるストレスを遠ざけることができます。まさに「幸感人」です。

ストレスが減ると脳へのダメージも小さくなりますから、認知症の発症リスクを下げるためにも楽しむ能力は必要なのです。

また、楽しめば楽しむほど脳が活性化されて、楽しむ能力にますます磨きがかかるという好循環も出来上がります。

無理なくおだやかに日々の生活を楽しんで、いつも幸せを感じることができている人にとって、今のその生活を続けることがそのまま認知症予防になっていると言えるでしょう。

著者　和田秀樹（わだ ひでき）

精神科医

1960年大阪府生まれ。1985年東京大学医学部卒業。東京大学医学部附属病院精神神経科助手、アメリカ・カール・メニンガー精神医学学校国際フェローを経て、現在はルネクリニック東京院院長。日本大学常務理事。一橋大学経済学部、東京医科歯科大学非常勤講師（医療経済学）。川崎幸病院精神科顧問。

著書は、『親が認知症かなと思ったら読む本』（祥伝社）、『六十代と七十代 心と体の整え方』（バジリコ）、『70歳が老化の分かれ道』（詩想社新書）、『症状が改善！ 介護がラクになる マンガでわかる！ 認知症』、『70歳からの老けない生き方』、『60歳から脳を整える』、『「思秋期」の壁』、『精神科医が教える ひとり老後を幸せに生きる』（すべてリベラル社）など多数。

編集協力	河井一夫
装丁デザイン	熊谷昭典（SPAIS）
本文デザイン	22plus-design
DTP	22plus-design
編集人	伊藤光恵（リベラル社）
編集	安永敏史（リベラル社）
営業	津田滋春（リベラル社）
制作・営業コーディネーター	仲野進（リベラル社）

編集部　鈴木ひろみ・尾本卓弥・中村彩

営業部　津村卓・澤順二・廣田修・青木ちはる・竹本健志・持丸孝・坂本鈴佳

ボケずに大往生

2023年 5月 27日　初版発行

著　者　和 田 秀 樹

発行者　隅 田 直 樹

発行所　株式会社 リベラル社

〒460-0008 名古屋市中区栄3-7-9 新鏡栄ビル8F

TEL 052-261-9101　FAX 052-261-9134

http://liberalsya.com

発　売　株式会社 星雲社（共同出版社・流通責任出版社）

〒112-0005 東京都文京区水道1-3-30

TEL 03-3868-3275

印刷・製本所　株式会社 シナノパブリッシングプレス

ISBN978-4-434-32009-5　C0095